Essential Oils to Boost the Brain and Heal the Body

精油的科學

升級大腦、修復身體，五步驟改善焦慮、睡眠與發炎

喬迪．寇恩——著
Jodi Cohen

泰瑞．沃爾斯——序
Terry Wahls, MD

陳亦苓——譯

目次

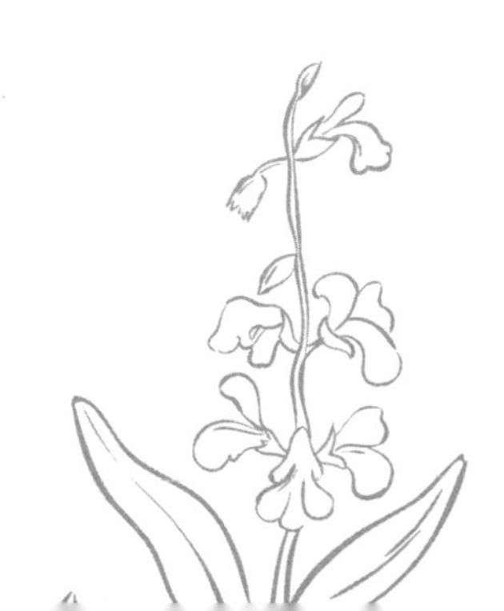

目次

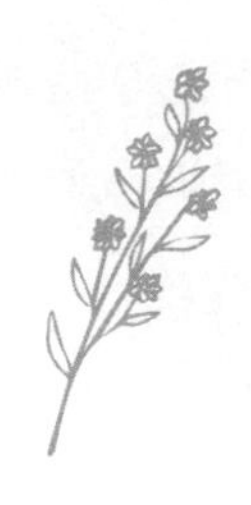

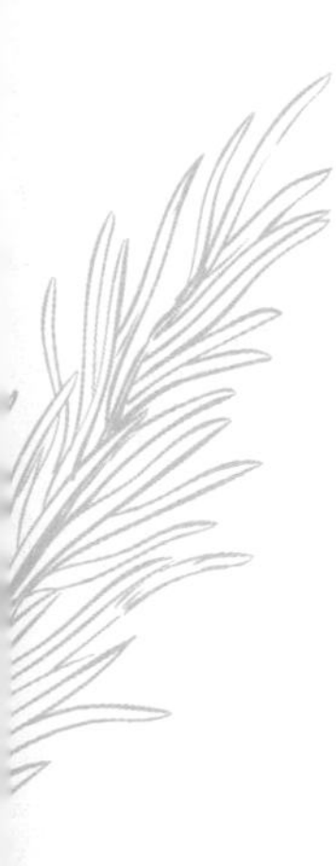

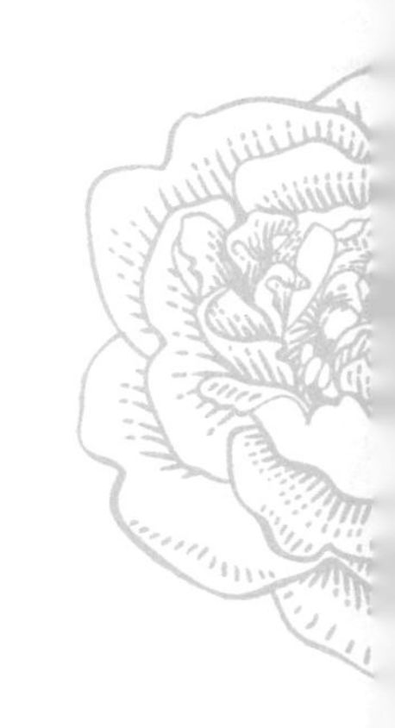

Part 2_實行五個步驟

推薦序

在改變生活及治癒身心的能力上，精油對我來說扮演了極具威力的角色。自2008年起，我便將精油做為日常保健的一部分。我最初使用精油主要是為了改善睡眠品質。一開始，我在睡前塗抹羅馬洋甘菊和真正薰衣草精油，以幫助放鬆並鎮靜神經系統。精油很快就發揮了功效——而且效果絕佳——於是，我便逐漸著手嘗試不同的精油，以及各式各樣的精油搭配組合。

在我的暢銷書《沃爾斯方案：治療所有慢性自體免疫疾病的根本療法》（The Wahls Protocol: A Radical New Way to Treat All Chronic Autoimmune Conditions Using Paleo Principles）中，我建議大家使用植物性的精油，因為我相信植物性精油對維持健康所需之植物多樣性有所助益。正如喬迪在本書中詳盡解說的，植物的濃縮精華能在包括生理、神經和心理等許多層面上發揮作用。

人類每年本應食用數百種不同的植物，而非只是少數幾種。食用更多樣化的植物能夠有效增進恢復力與健康。當身體在消化植物時，腸道會將數以千計的代謝物吸收至血液中。而目前科學家們認為，這些代謝物對於罹患心臟疾病、自體免疫疾病、心理健康問題、肥胖、糖尿病，甚至是癌症等的風險，都有重大影響。這些來自消化多種植物而產生的代謝物，能夠促進細胞的生命化學反應，並使我們的生理機能運作得更好。我們吃的食物好壞兼具，若我們的飲食具備多樣性，可能遇到的毛病就會越少，也能變得更加健康。

我建議大家，除了在自我護理時使用精油，還要積極攝取不同的蔬菜、香料及茶類等，以做為植物多樣性的來源。有數百種精油與香料可供你融入生活，讓你能在一年內接觸至少兩百種不同的植物。

喬迪的廣泛研究，支持並驗證了我個人的精油使用經驗。精油不僅改善了我的健康，也減輕了一些如疼痛、頭痛、便秘及情緒低落等細微的症狀。現在，我最常使用絲柏與乳香精油，再搭配包含薰衣草、甜馬鬱蘭、羅馬洋甘菊、檀香、香草和依蘭依蘭的複方精油，來鎮靜我的神經系統。

在自我護理方面，我最喜歡的精油使用方式是嗅吸、按摩，以及用於溫熱或冰冷的瀉鹽浴中。而我最愛的技巧則是按摩迷走神經和頸部兩側的淋巴組織。我會於睡前，從耳後開始，以按摩油往下按摩至頸部兩側，並讓左右鼻孔分別進行三到五次深沉的嗅吸動作。

當我從食物的角度觀察精油時，我知道精油確實會與我們的生化路徑和神經系統互動。嗅吸精油能啟動大腦中的同樣路徑，而塗抹於局部皮膚的方式，則可確保精油進入血液並影響身體。

《精油的科學》讓這些假設更進一步，不僅解釋了精油的作用，還說明了使用精油對抗潛在健康狀況的最佳方法。這是一本絕佳指南，讓你能運用精油做為強大的自我護理工具，穩定地提升並改善健康。

——《沃爾斯方案》作者，醫學博士泰瑞．沃爾斯（Terry Wahls）

作者序

精油在我最低潮的時期進入了我的生活。那時沒有任何其他辦法能平息我的不知所措、焦慮與疲憊。朋友送了一盒精油給我，並向我保證，精油一定會有所幫助。

儘管我曾以草藥療法來改善自己的身體狀況，但在使用精油方面的經驗相當有限，也沒什麼精力去研究精油如何又為何有效。不過，我具備功能性神經醫學、瑜伽和自律反應測試（Autonomic Response Testing（ART），以肌力測試法檢視人體自律神經系統，用於確認疾病或不適症狀的根源）的認證，也曾以營養治療專家（Nutritional Therapist）的身分工作了好幾年，而這樣的經歷，有助於我理解自己的身體發生了什麼狀況，並引導我找到最好的治療方式。

更具體地說，我知道最近長時間的壓力，對我的身心能量造成負擔，讓我陷入一般稱為「腎上腺疲勞」的身心極度疲憊狀態。當人的腎上腺被逼到極致時，會漸漸無法釋放適量的荷爾蒙以補充能量。光靠營養補充品和飲食上的改變，不足以改善狀況，而我試過的藥物似乎只會讓我感覺更糟。

在絕望之下，我嘗試了那盒裡共三十種不同的精油，想看看其中是否有任何一種能支援我疲憊的腎上腺。

我學過所謂「肌力測試」或「向身體提問」的評估技術，知道如何迅速且有效率地測試多種可能的營養補充品及治療方法，以判定哪種最適合用來支援特定的生理、心理或情緒問題。我已經筋疲力竭，掙扎著想找出任何可能有效的治療方式。

當我運用此技術測試那一盒精油，竟發現有五種都效果良好時，真是又驚又喜。一開始，我對這樣的結果感到困惑，因為我通常只會找到一或兩種有效的治療物。於是我把那五種精油——肉桂、白松香、松紅梅、迷迭香和百里香拿出來再重新測試。而這時我想到，我可以結合這些精油，創造出屬於自己的複方精油，來幫助我的腎上腺恢復平衡。

當時，我還沒有任何調配精油的經驗，所以只是專注於平衡腎上腺的目的，分別對每種精油進行肌力測試以判斷各需要幾滴。把這些精油混合後，我決定直接針對腎上腺使用，亦即塗抹於下背部的皮膚上（精油濃度較高，仍建議使用時加入基底油稀釋使用）。

不過短短幾分鐘，我便感覺到了與自己的連結，這是數個月以來的第一次。我有力氣打掃屋子、洗衣服、去超市購物，還能替孩子做他們最愛吃的餐點當晚餐。

那天晚上，讀故事書哄孩子入睡後，我躺在床上祈求自己能順利入睡。這時我突然想到，精油或許也能替我的失眠問題提供解決方案。我專注於我的目標——平衡大腦中的松果體，以釋放褪黑激素——並再次透過肌力測試找出最佳精油與理想比例，調配出了另一款複方精油，結果我很快就進入了數月以來最安穩的一次睡眠狀態。

受到一開始的成功經驗所啟發，我開始調配出更多其他的複方精油，來對抗自己的暴躁易怒、體重增加、疲勞等問題。不論將自己視為病患進行治療、或是以從業人員的專業角度思考，這都是一趟令人著迷不已的經歷，我一面理智地追蹤自己如何試圖改變生理機能，再立即親自感受到實際的變化。

這次的親身經歷，讓我深刻理解到精油能如何改善健康問題。當我的精神和體力逐漸恢復，身邊的朋友便問我到底做了什麼。於是我開始把我的治療方法分享給朋友、朋友的家人以及客戶，而大家都獲得了類似的成效。

隨著心智能量重新恢復，我開始著手研究精油。我驚訝地發現，很少有人利用複方精油來支援器官系統或大腦的各個區域。不僅如此，許多精油相關書籍和部落格中所描述的精油配方相當複雜，因此讓大多數人覺得門檻太高而難以進入。

我意識到，因為擁有生理學知識，同時有機會與醫療保健從業人員接觸，讓我能夠對精油在臨床上的實際作用提供最即時的回饋。換句話說，我能夠評估哪種精油搭配起來對大多數人最具效果。整體而言，當從業人員運用精油處理我透過多年的重複試驗、觀察和研究所確認的「健康的五大關鍵」時，客戶的狀況確實改善了。

在親身體驗過精油發揮在自己與他人身上的療癒力量後，我覺得有必要投入時間、精力與熱情，去理解精油如何又為何有效，而這些知識內容，正是我即將在本書中與各位興奮分享的。我不會說精油是能治癒所有疾病的靈丹妙藥，但我確實相信，我們可有策略地使用精油，來幫助身體恢復平衡，並且以非常具體的方式恢復健康。

就像手機或電腦若開了太多視窗沒關，速度就會變慢又很耗電一般，當運作狀況不佳的系統湊在一起大量消耗能量時，大腦也會疲勞，而這樣的疲勞，最終會以疾病的形式呈現。這些壓力源是會累加並累積的。

運用精油治癒大腦的五個步驟，指出了困擾著大多數人的五種潛在能量消耗。對某些人來說，這五個步驟能讓他們徹底恢復健康。而對於其他人，也能帶來長足的改善。我相信對於每個人來說，不論健康程度如何，這些方法都能夠大幅提升生活的品質。

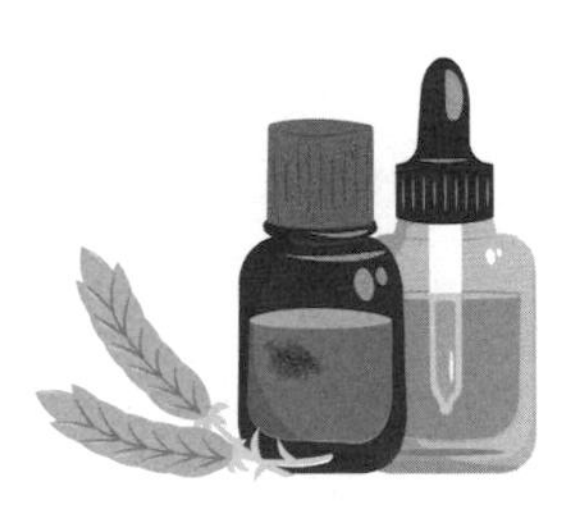

引言

認識精油與身體

精油與大腦

大腦是人體最重要的器官，它控制了一個人的感受、思想、行動與運作。大腦就像是樂隊的指揮，在體內所有系統之間進行協調與溝通，它會影響你的情緒、精力多寡、思考過程及協調性等。

不幸的是，你的大腦可能正遭遇困難。大腦特定部位的功能障礙可能導致身體、心理、情緒、精神、學習或行為問題，並表現如下：

大腦特定部位功能障礙的症狀	
焦慮	憂鬱
注意力不集中或學習困難	暴躁易怒
記憶力減退	腦霧
在工作、閱讀或開車時大腦續航力不佳（容易疲倦）	對某些食物或化學物質有疲勞反應
缺乏動力或熱情	

這些症狀會影響老人，也會影響年輕人，尤其是在遭受過任一種類型的頭部傷害或腦震盪之後。更重要的是，這些早期症狀可能會在任何神經系統疾病（如阿茲海默症或帕金森氏症）出現跡象的幾年、甚

至是數十年之前就出現。若能將這些早期症狀理解為警告訊號，你就能預先改善大腦功能，避免且治癒任何損傷。

影響大腦的要素

我們的大腦會受到許多負向因素的綜合影響，而這些要素往往相當常見，例如：

- ☑ 睡眠週期不良
- ☑ 日常壓力增加
- ☑ 環境毒素（包括黴菌與重金屬等）的濃度升高
- ☑ 血糖失衡
- ☑ 慢性發炎與免疫失調
- ☑ 因診斷錯誤或無效的治療，而導致病原體未被發現或未獲得治療。

這些因素都可能單獨或聯合起來，損害大腦處理與清除廢物（如毒素或細胞殘骸等）的能力。未被清除的廢物可能會於大腦中再次循環，導致發炎現象，進而損及具有保護性的血腦屏障（blood–brain barrier），為更多如病毒、寄生蟲或重金屬等破壞性物質開啟大門，使這些物質能夠進入並傷害你的大腦。甚至還會進一步打亂你的睡眠週期、免疫系統、荷爾蒙平衡，以及消化功能。

不過好消息是：你的大腦擁有極強的適應力與自癒能力。而且，在保護並恢復健康的大腦功能方面，精油於其他療法與藥物不足之處成效卓著。

精油是進入大腦的關鍵

傳統藥物接觸大腦的能力有限，因為有血腦屏障的存在。血腦屏障是一種具高度選擇性的半滲透性邊界，包圍著腦部大部分的血管。這些血管是由非常緊密地嵌在一起的內皮細胞所組成，可保護大腦不被可能擾亂大腦功能的潛在危險性物質影響。這個邊界幾乎能夠防止所有分子進入大腦。血腦屏障細胞間的狹窄空間被稱做「緊密連結」，僅容許非常小的脂溶性分子和一些氣體自由穿過微血管壁，並進入腦部組織。因此，在人類歷史上，要讓正確的治療劑進入到大腦的正確區域，一直都是很具挑戰性的任務。畢竟大部分的傳統藥物既不夠小，也非脂溶性。

精油中的分子不僅非常小，又是脂溶性的，故能進入並治療腦部受環境毒素與情緒、心理壓力所影響的區域。構成精油的分子成分是如此微小，以致於被稱做「易揮發的」，意思就是這些分子能在一般溫度下輕易蒸發，且為「芳香的」，因為它們會在空氣中流通，而人類的鼻子會將它們偵測為氣味。

同時精油也是脂溶性的，這讓它們對於強化大腦功能特別有幫助。人類的大腦接近六成都是脂肪，而脂肪喜歡脂肪。這個「物以類聚」的原則，也正是油水不相溶的理由之一。

以脂肪為基礎的細菌，例如那些在你嘴裡的細菌，會被脂溶性的治療劑（如精油）給吸引。所謂的「油拔法」（oil pulling，將如椰子油等食用油含在口中10至20分鐘，並進行漱口的動作）便能夠像強力磁鐵般，將細菌的脂肪膜吸引至油的脂肪上。這能有效將細菌從牙齦吸出至油中，然後被吐掉。而脂溶性的精油也同樣會被吸引至你的大腦，並在腦中對其他的脂溶性荷爾蒙如性荷爾蒙、類固醇與甲狀腺激素等產生影響，藉此支援大腦與情緒的健康。

精油是什麼？

精油是萃取自草本植物、灌木、樹木、花卉、果實、根及樹皮的天然高濃縮精華。被拿來提煉精油的植物，許多是在人類歷史上早已用於醫療目的者。大多數來自植物的現代藥物，都做了足夠的調整以確保能獲得專利（天然物質無法取得專利），而在過去30年所生產的藥物中，有大約五成的藥物直接或間接來自植物醫學。例如，阿斯匹靈的止痛與消炎效果模仿的是發現於白柳樹皮中的化合物水楊苷（salicin）。同樣地，煩寧（valium，學名為：地西泮diazepam）是一種人工化合物，企圖模仿發現於纈草根中的天然化合物。

精油為何芳香？

精油分子的超小尺寸與極輕重量是其芳香的理由。它們在室溫下蒸發並流通於空氣中，而我們的鼻子會將之偵測為氣味。

你可以測試看看：打開一瓶用種子榨出的油，像是玉米油、花生油、核桃油、杏仁油或橄欖油等，然後滴幾滴在玻璃容器中。走到房間的另一頭後，你就不太可能聞得到種子油的味道了。之後再改用如薄荷油之類的精油進行同樣實驗。這次你會發現薄荷油的氣味充滿了整個房間，因為它的揮發性分子會在空氣中傳播開來。

存在於一滴精油中數量龐大的分子，讓它們能輕易被我們的嗅覺系統偵測出來，而你只需要一個氣味分子，就能與大腦進行溝通。一滴精油中，大約有4千京個分子（以數字表示就是4後面接著19個零：40,000,000,000,000,000,000），而我們的身體裡有100兆（即1後面接著14個零）個細胞，這相當於平均每個人體細胞，約能分到40萬個氣味分子。

有史以來，人類均會為植物的治療價值而食用植物。許多流行的飲食療法，都是以來自有機植物的食物，以及使用這些植物餵養的人道飼養動物為主食。因此，植物本身與精油中所提煉出的高濃縮植物精華，可用於補充並支援全食物飲食法與其他的養生法。

精油如何發揮作用？

精油含有植物免疫系統的關鍵成分。這些成分能幫助植物生長、繁衍、進化且適應環境，並保護植物免於細菌與病毒感染、治癒損傷、抵抗不受歡迎的掠食者及其他潛在的環境傷害，還能輸送營養至細胞。對植物來說，這些成分是絕對必要的，因為它們能幫助存活。

當精油作用於人體時，也扮演著類似的角色。或許是因為植物和人類都是由三個主要元素（碳、氫與氧）構成，使得植物精油與人體的生物化學高度相容，也易於產生共通的化學作用。研究已證實，精油能幫助我們對抗感染、平衡荷爾蒙與情緒，還有助於細胞再生。

人類和植物都是在陽光、氧氣與營養的結合下生長繁衍。植物從土壤吸收礦物質與養分，也吸收氧氣。而當我們食用植物時，植物便將這些養分傳遞給了我們。

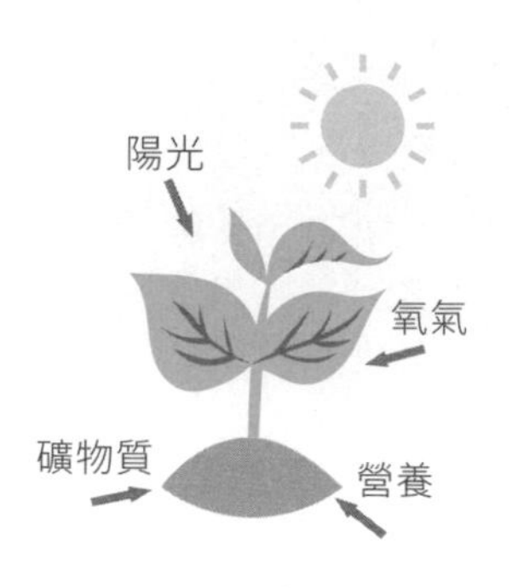

在《靈魂的芳香療法》（Aromatherapy for the Soul）一書中，作者瓦勒莉・安・沃伍德（Valerie Ann Worwood）便提到：「植物吸收太陽的能量，並透過光合作用將之轉換為所有動物賴以維生的食物能量。精油可以說是太陽能量的濃縮形式。」

有趣的是，植物的天然療效往往會在浸泡於水中一段時間後變得更容易吸收。例如浸泡並讓堅果及穀物等發芽，或是使蔬菜發酵等程序，都能使人體更有效地吸收其中營養。從植物「蒸餾出」精油的程序也是如此。蒸餾的過程，會讓植物暴露於水、熱及壓力之下，而精油所擁有的植物細胞精華成分與芳香物質，也更有利於人體吸收。

大腦中的精油

前面提到血腦屏障，是指在人體內循環的血液與大腦入口之間的阻隔膜。這層膜能避免某些有害物質到達腦部組織與腦脊髓液（CSF，一種包圍並保護大腦的清澈液體），同時讓如氧氣、營養等必要分子進入。

血腦屏障就像是篩子或過濾器，只有某個特定尺寸或是更小的分子才能夠通過，而精油的分子非常小，所以大部分都能通過血腦屏障。只有少數物質（包括如氧氣、二氧化碳等氣體、酒精、某些藥物、麻醉劑和精油）能以這種方式進入大腦。

在通過血腦屏障後，脂溶性的精油分子便能輕易穿透細胞膜，並進入主要是由脂肪構成的腦細胞。發表於藥學月刊《Pharmaceuticals》上的文章〈精油對病原菌的影響〉，便描述了精油如何輕易地穿透細胞，並作用於細胞膜和細胞內部，「造成結構與功能性的改變」。

細胞必須要有適當的營養交換才能進行自我修復，而部分精油擁有增加細胞膜滲透性的能力，這也是它們能協助細胞消滅病毒和細菌等壞東西的關鍵理由。為了確實消滅這些病原體，治療劑必須與之互動，而人們已發現百里香、野馬鬱蘭（牛至）等精油，能夠改變細胞膜的結構。這增加了細胞的滲透性，讓更多營養進入，也讓更多廢物能被排出，進而加快了康復的速度。

> 當合適的化學訊息傳導物與細胞受體結合時，便會在細胞內啟動一連串的化學變化，而這會直接影響一個人的思考、感覺和運作方式。

除了增加細胞膜的滲透性外，精油還能影響排列在細胞膜外側的細胞受體接收訊號的方式。這些受體會以荷爾蒙和神經傳導物質的形式接收化學訊號。

精油能與這些受體部位結合，並活化、抑制或調節其他化學訊息傳導物的影響。例如：有一種能幫助我們冷靜下來的化學訊息傳導物叫GABA，全名為伽馬氨基丁酸（gamma-aminobutyric acid）。GABA被認為是一種抑制性的神經傳導物質，因為它會阻斷或抑制某些大腦訊號，並降低神經系統的活動力，藉此幫助我們冷靜下來。而研究已證實，一種稱為沉香醇的薰衣草精油成分，有助於活化GABA的鎮靜效果。

以嗅吸方式繞過血腦屏障

讓精油直接進入大腦的途徑之一，就是透過嗅覺。嗅覺細胞屬於腦細胞，而鼻腔裡的嗅上皮層，是人體大腦唯一直接暴露於環境之處。嗅覺通道通往嗅覺神經，那兒是血腦屏障最薄的地方。人腦大部分的血腦屏障都有約莫八個細胞的厚度，但在嗅覺神經周圍的血腦屏障卻只有四到五個細胞的厚度；這就是為何嗅吸被認為是進入腦部最有效率的途徑。一旦吸入，分子就能透過鼻腔中的嗅覺通路直接進入大腦，或是在經過肺部組織後藉由循環系統間接進入大腦。這或許也有助於解釋為何麻醉通常也是透過吸入的方式來進行。

精油可以透過鼻子，
直接進入大腦。

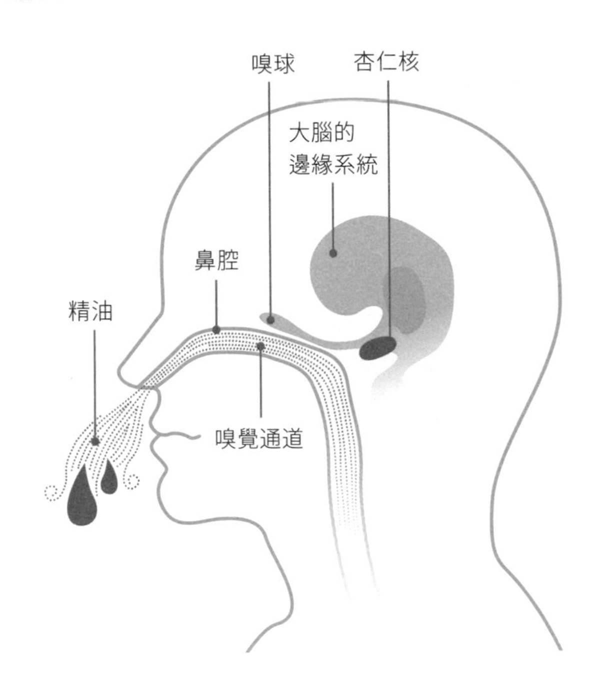

為什麼嗅覺是生存的關鍵？

人類的嗅覺對生存來說極為重要。氣味能提醒你注意危險（例如掠食者與火等）、幫助你追蹤食物和水，甚至有助於尋找並確認某些藥用植物。依據研究，人的嗅覺比其他感官能力敏銳一萬倍。

氣味傳達至大腦的速度，比另外四種感官感受（聽覺、視覺、味覺和觸覺）更快，且嗅覺能夠直接進入大腦的情緒控制中心，亦即邊緣系統中的杏仁核，其他的感官感受則是先到達大腦的其他區域之後，才傳至邊緣系統。這使得嗅覺成為解決情緒問題（如憂鬱或焦慮）最強大的途徑之一。此外，散發危險訊號的氣味也能保護你的安全，這些氣味會激起你天生的恐懼反應，讓你能迅速調動能源與資源，以便在危險的威脅中生存下來。

停下腳步，聞一聞玫瑰香

贏得諾貝爾獎的美國生物學家琳達．巴克（Linda Buck）研究了不同氣味如何在人的大腦觸發不同反應。她在研究中發現，在有掠食者氣味或其他的恐懼刺激存在的狀態下，玫瑰精油的味道能夠消解大腦的恐懼反應。這讓我們認識到，特定氣味能抑制或活化大腦的壓力反應與荷爾蒙訊號。

複方精油的強大威力

談到精油在平衡器官系統及大腦各區域的功效，大多數研究觀察的都是某些精油的組合（複方精油），而非個別精油本身。雖說來自個別植物的精油確實很強大，但兩種或更多精油的組合，能夠產生全新的分子組成，進而發揮一加一大於二的效果。這被稱為精油間的協同作用。

「協同作用」一詞的意思是指「和諧地一起發揮效果」。提取精油的個別植物都有眾多成分，而它們彼此間所產生的複雜交互作用，造就了複方精油的獨特性質與治療屬性，也就是精油協同作用的來源。每種個別精油都含有多種化合物，具有有益的治療屬性，以及不那麼有益的弱勢成分。結合這些個別種類的精油，能讓其中一種去平衡另一種的弱勢成分，甚至還能消除單獨使用單一精油可能產生的副作用。因此，在某些情況下單獨使用可能有所禁忌或不適合使用的精油，在混合為複方精油時有可能不構成任何威脅。

另一個複方精油效果良好的理由，是化合物在單獨作用時的表現，可能會與其他精油組合時的表現大不相同。例如，百里香的百里酚以及丁香的丁香酚分別具有抗菌化學成分，但結合後有機會能製作出比單一精油更有效的抗菌治療劑。

在期刊《草本治療學研究》（Phytotherapy Research）中，科學家對藥用植物進行研究，比較了丁香與迷迭香精油在單獨和混合情況下的抗菌活性，結果發現：「雖然兩種精油對所有測試的微生物都有顯著的抗菌效果，但混合後的精油對個別微生物測試具有累加、增效或拮抗效果。」更白話地說，當這兩種精油一起使用時，能對細菌、過度繁殖的酵母菌及黴菌發揮出加乘的抗菌效果。

此外，複方精油也可能強化其中各精油彼此的治療屬性。比較常見的例子像是：羅馬洋甘菊的抗發炎效果，會在與薰衣草混合時增強；而在緩解大腸激躁症（IBS）與消化不良方面，藏茴香與胡椒薄荷的抗痙攣效果也會互相強化。混合精油可以創造出不同於個別精油優點的協同作用，並且往往能以較少的用量，達成更好的結果。

如何使用本書

這是一本簡單好用的指南，適合所有已準備好運用精油來增進大腦健康，且正在尋找簡便入門方法的讀者們。你或許聽說過精油是神奇的治療工具，但完全不知該從何著手；又或是你已經有使用精油的經驗，但希望有個更簡易的指南，能擴展你的精油知識與技巧。

在閱讀本書時，你可以選擇從頭開始讀到最後，也可以根據你希望解決的特定症狀，包括：睡眠、壓力、疲勞、腦霧、焦慮、憂鬱、疼痛、體重增加、免疫問題或血糖問題等，以任何順序閱讀各章內容。另外，你也可以直接跳到第二部分的五個步驟實作方法，立刻用精油快速啟動你的大腦健康。

本書的第一部分說明了五個步驟的內容與運作方式，包含如何減少壓力源與腦部能量消耗，以及如何協助身體的運作功能。

Step 1 將神經系統切換到副交感神經檔位

你可以透過精油支援體內最重要的神經——迷走神經——的健全作用，來啟動身體自我修復的能力。迷走神經就像人體內許多功能的開關，會影響我們的情緒、睡眠品質、消化、免疫功能；還有最重要的，也會影響我們減少發炎與復原的能力。以精油活化迷走神經，協助它發揮健全作用，可以輔助其他的治療方式，而且幾乎能讓你立刻感覺有所改善！

Step 2 改善睡眠與大腦排毒

我們的大腦會在我們睡覺時進行清掃作業，並幫助我們重設系統，為隔天做好準備。因此，不睡覺就無法治癒、復原。而當廢物被排出大腦後，會進入身體的其他部位，人體必須徹底清除這些廢物。運用精油可以將體內各條清除通路，例如：淋巴系統、肝臟、膽囊及腸道等的阻塞移除，確保這些廢物確實離開人體，不會待在循環系統中，進一步導致腦部發炎與認知障礙。

Step 3 為大腦注入能量，加以治癒

人的大腦就像汽車，需要有燃油才能正常運作。而人腦的燃油是氧氣、葡萄糖（或血糖），以及刺激。精油能幫助平衡血糖並改善循環。這能確保大腦獲得良好運作與迅速復原所需的葡萄糖（能量）、氧氣及其他營養供給。此外，刺激流往腦部的血液循環也有助於提升專注力、減低憂鬱與焦慮，並喚起平靜感與控制感。

Step 4 降低壓力，改善情緒並減重

復原需要很多能量，而壓力模式會劫持所有可用的能量與資源。處於這種狀態下，會耗盡你的身心能量，影響你的心情——以及腰圍。精油能幫助你的大腦擺脫壓力反應，釋出能量與資源，好讓你的身體用於復原、感覺更快樂，並減掉過多的體重。

Step 5 調節免疫系統，緩解發炎狀況

你的免疫系統應該要跟你合作，而不是與你作對。很多時候，人們的免疫系統不是反應過度（表現在慢性發炎、食物過敏與自體免疫疾病等），就是反應不足，而這些都為慢性病或大腦退化種下了禍根。恢復免疫系統的適當平衡，並緩解大腦的發炎狀況，對健康的大腦功能來說非常重要。精油擁有抗菌、抗病毒和抗黴菌的特性，能幫助你重新設定你的免疫系統，並緩解發炎反應。

在書中的第二部分，我將上述五個步驟結合成一套實作方法，包括了具體的精油配方與時機點，說明以什麼樣的順序和組合來使用精油，將有助於啟動身體對治癒、復原的全力支援。

要為各種健康考量排定先後順序並不容易，因為它們往往彼此相關。不過如同前面所提，在我的經驗裡，以上五個關鍵領域的健全運作，與理想的健康狀態息息相關。此外，本書的內容並不是要診斷、治療甚至治好任何疾病，或是替代專業的醫療建議。本書的目的是要讓讀者嘗試將複方精油用於特定的身體部位，以幫助平衡身體系統與大腦的各個區域。在本書的第二部分提供了一些通用的配方，不過我也鼓勵各位多方接觸，找出屬於自己的複方精油。

如何使用精油

跟著你的鼻子走

「嗅覺」是通往身體的最強大通道。這使得嗅吸成為最直接且有效的精油使用方法；尤其當我們希望針對大腦發揮作用的時候。大腦對氣味的反應會觸發神經脈衝，進而刺激或抑制荷爾蒙和神經傳導物質的產生與釋出，藉此調節我們的身體功能，並改變情緒反應。

就跟味覺一樣，我們的大腦也會對某些類型的氣味訊號做出不同反應。人腦將氣味分成兩類：誘人的和令人反感的。誘人的氣味會讓大腦釋出正向的化學訊息傳導物，例如所謂的「愛情荷爾蒙」，亦即催產素。而令人反感的氣味則會觸發人的戰鬥或逃跑反應，以及其他重要的生存功能。

吸入精油時，大腦會發生什麼事？

當我們吸入精油時，氣味分子便會刺激鼻腔中的嗅覺受體，然後由神經細胞以電子脈衝的形式傳送氣味資訊。換句話說，我們的嗅覺受體會將化學訊號轉換成電子訊號（而非物理訊號），並傳送至嗅球。

我們的嗅球位在內鼻腔頂端的兩側，被稱做嗅覺上皮的黏膜所覆蓋，而嗅覺上皮有約一千萬個嗅覺神經細胞排列於兩側，上頭覆蓋著一層黏液。每個神經細胞都由一束六到八根細毛或纖毛組成，且配備有受體細胞。神經細胞的細毛可多達八千萬根，能承載大量資訊，勝過所有已知的分析性人體功能。

氣味資訊會從我們的嗅球，被發送至嗅覺系統的其他部分，像是嗅覺皮質和大腦的邊緣區域。邊緣系統是大腦的控制中心，掌管了像是飢餓、口渴與性衝動等的情緒與心理反應。這就是氣味能夠影響食慾與性吸引力的背後原因。

> 嗅覺上皮的細胞其實就是腦細胞。而這是人體之中，
> 中樞神經系統唯一暴露且直接接觸於環境的部分。

如何吸入精油

吸收精油最簡單的方式，就是用聞的。打開精油瓶，放在鼻子下方幾公分處，並深吸一口氣。你也可以滴一滴精油在手掌上（部分較溫和的精油可直接用於皮膚，但仍建議洽詢芳療師、或與基底油稀釋後使用），搓揉一下，再用雙手蓋住鼻子。此外，還有一種吸入方式，是滴一、兩滴精油在棉球或面紙上，然後把棉球或面紙放進上衣口袋裡。

上床睡覺前，不妨滴幾滴精油在枕頭套上，或是滴在棉球上，再將棉球放在床邊，你就能一整晚獲得適度的擴散式吸入效果。又或是你可放一小碗瀉鹽在床頭櫃上，並滴入3到5滴精油。瀉鹽能減緩精油的揮發速度，並讓精油整晚慢慢地擴散。

當然，你也可以使用擴香機，讓精油擴散在空間之中。就平衡不同器官或大腦各區域而言，擴散的做法不如其他吸入或塗抹於局部皮膚的方式那麼有效、直接，不過以中和環境毒素和黴菌來說，擴散可是非常地有效。

在選擇精油擴香機時，最好選擇冷噴式的，因為過高的溫度會破壞精油中的一些成分。若你選擇加熱式的擴香機，那麼陶瓷或玻璃材質，會比塑膠的更好。

將精油用於局部皮膚

塗抹於局部皮膚或經皮膚滲透的做法，能讓治癒物質的活性成分經由皮膚傳遞。脂溶性物質可以輕鬆滲透皮膚，加上精油的分子極小，因此將稀釋後的精油塗抹於局部皮膚，成為平衡某些器官系統或刺激大腦特定區域時的理想選擇。

皮膚是人體最大的器官，且對精油來說相對易於滲透。數千年來，人們均會將藥物放在皮膚上以獲得治療效果。現代醫學利用皮膚滲透的原理，發展出了各式各樣治療局部症狀的外用製劑，甚至還有貼片形式的藥物，可以避免暈車及暈船、戒菸（治療尼古丁成癮）、避孕，還有補充荷爾蒙（治療更年期）等。

這種從局部皮膚給藥的方式可以有效替代口服，尤其因為這種管道繞過了胃與肝臟，這兩個器官都有可能以化學方式改變藥物或精油的成分。將稀釋後的精油塗抹於局部皮膚是非侵入性的，而且即使對象是年幼孩童，或有嚴重健康或消化問題而難以接受或吸收治療劑的人，也便於使用（使用頻率與劑量依年齡、健康狀況而異，建議洽詢芳療師）。

為了獲得最好的結果，你可以將特定的複方精油，塗抹在可以平衡器官系統的部位。例如，當你想要減緩焦慮或疲勞時，由於焦慮和疲勞所反應的往往是潛在的腎上腺失衡，就可以在腎上腺所在的下背部，塗抹特定的精油。

將精油塗在脈搏點，像是手腕、太陽穴和脖子後面等血管最貼近皮膚表面的地方，吸收速度會比較快，有助於讓精油更快發揮作用。而精油的吸收也可透過毛囊、汗腺管或人體汗腺密度較高處，如頭部或腳底等部位進行。

此外，能增加皮膚表面血流量的動作，例如清潔皮膚和毛孔、加速血液循環，還有為皮膚保暖等，也都會增進皮膚吸收精油的能力。增進血液循環與保暖的活動，像是熱水淋浴、泡熱水澡、運動、按摩、三溫暖或坐在溫暖的房間裡，都能夠增加吸收率。同理可證，塗抹精油前若能先按摩皮膚，促進部分區域的血液循環，也能幫助後續精油的吸收。

腳底的反射點

腳底的各個反射點，可以對應至全身各處的能量點。

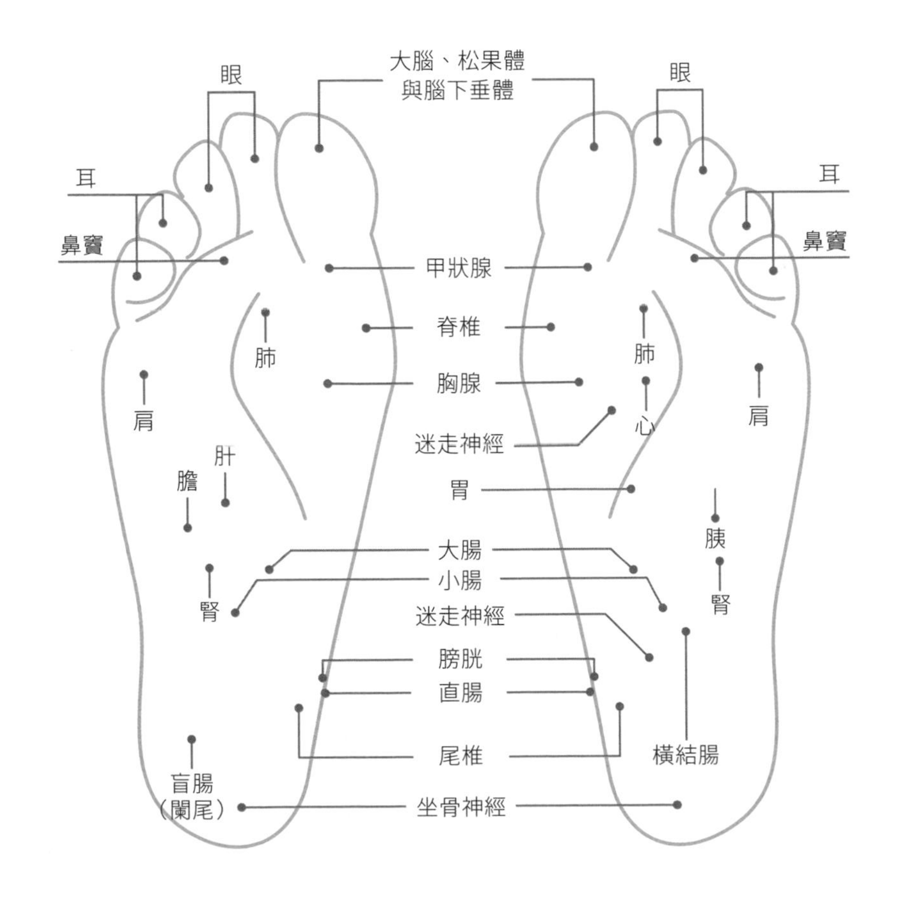

將精油用於腳底

所有精油都可以用於腳掌（太過刺激的精油仍須稀釋使用，請洽詢芳療師）。一方面，腳掌的皮膚較厚，發生刺激反應的可能性較小。另外，腳掌也包含了身體與情緒的反射點，可以對應於所有內臟器官、肌肉系統、骨骼系統與各身體部位的能量點或經絡。腳底與人體內臟、器官、系統的連結，使之成為可以對應不同身體狀況的有效使用部位。另外，若你對氣味很敏感，把精油擦在腳底也是個好選擇。

將精油用於耳朵

請不要將精油直接用於耳道內。不過，耳朵最外面的部分，含有對應至特定情緒的情緒反射點，以及內臟器官的經絡。溫和地施壓於反射點有助於消除情緒與身體上的障礙，同時還能幫助恢復身體平衡。

耳朵周遭的反射點

外耳的各個反射點，也對應至特定器官與情緒狀態。

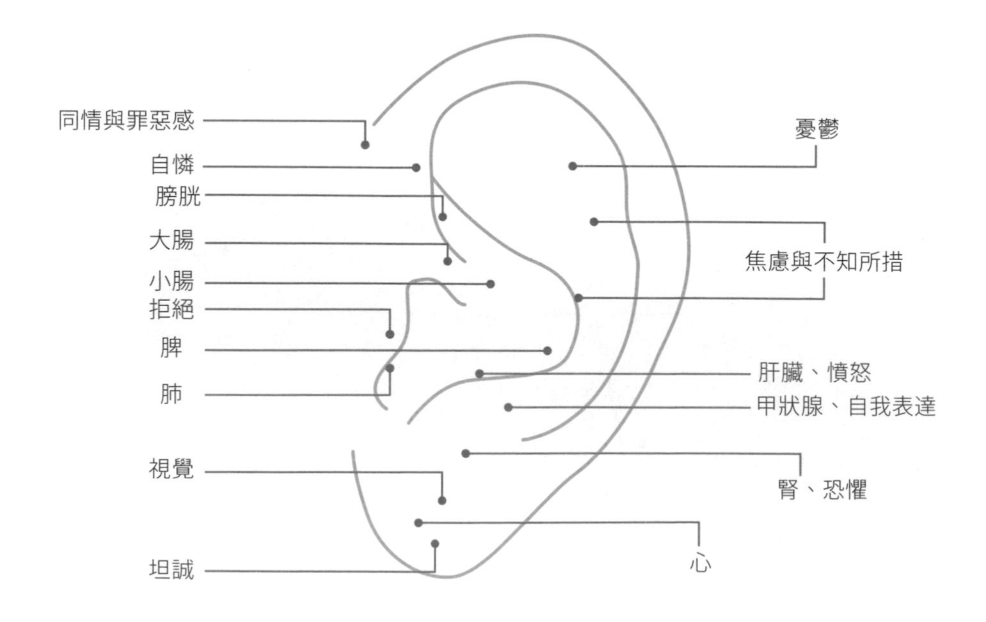

除了針對特定的反射點，你也可以搓揉整個耳朵以減輕疼痛、降低血壓、平衡荷爾蒙，並將腦內啡釋放至全身。人的耳垂與大腦有能量連結。按摩右耳垂時，左腦與腦下垂體就會受到刺激；按摩左耳垂時，則是右腦與松果體會受到刺激，因此等於整個大腦都會得到照顧。只要用你的拇指與食指，以繞小圈圈的方式輕輕地按摩耳垂即可。每天用精油搓揉耳朵數次，僅需短短一分鐘，便能輕鬆讓身體恢復平衡。

內服攝取

我並不建議人們服用精油。一些研究顯示，食用精油是最難吸收和達到效果的方式，因為精油到了消化道後，必須通過胃部與小腸，才能抵達血液系統。這個過程不僅可能以化學方式改變精油特性，還可能額外增加肝臟與腎臟的負擔。

我曾和許多宣稱自己受益於服用精油的人交談，然而當我進一步詢問，才發現他們大部分都是把精油加在水裡後喝下肚。在飲用精油水時會吸入精油，所以很可能那些好處並不是透過消化道，而是經由嗅覺被吸收進身體的。此外，精油也有可能是透過口腔中高度敏感的微血管，更直接地被吸收至血液中，而非經由消化吸收。

將精油塗抹於消化反射點

根據我的臨床經驗，精油塗抹於皮膚，尤其是塗抹於腳底上的消化反射點上時，其效果絕不亞於內服。將精油用於皮膚可避免消化過程中的吸收障礙，包括接觸到胃酸、消化酵素等，還有助於防止被當作第一階段解毒的一部分而被肝臟代謝，同時增加肝臟負擔。

安全須知

請注意，切勿將精油塗抹於耳道內、眼睛附近，或是開放性傷口上。精油可輕易從割傷、破皮、擦傷、燒燙傷和濕疹等皮膚有破損的部位被吸收。

使用前，務必先進行貼膚測試，也就是在手臂內側或其他皮膚部位塗抹硬幣大小的範圍進行測試，以確保你的皮膚能夠承受該精油。在剛開始使用的頭幾天，我建議還是使用椰子油、橄欖油等基底油來稀釋精油，然後再逐漸增加至建議的劑量。

基底油的黏稠度會影響精油滲入皮膚的難易度。甜杏仁油和葡萄籽油的黏稠度較低，會比橄欖油、椰子油或杏仁油等較黏稠的基底油更容易被皮膚吸收。

如果使用精油後出現任何紅腫或其他異常反應，可以將椰子油、橄欖油等基底油，塗抹在擦了精油的部位進行稀釋。別用水，因為水可能會讓反應加劇。

該用多少才好？少即是多

精油高度濃縮且極為強效，一、兩滴便足以產生顯著結果，畢竟一整株植物可能只會蒸餾出一滴精油。精油大約是75到100倍的濃縮精華，因此遠比乾藥草更為強效。例如，1滴薄荷精油的效果，被認為相當於26-28杯薄荷茶的效果。

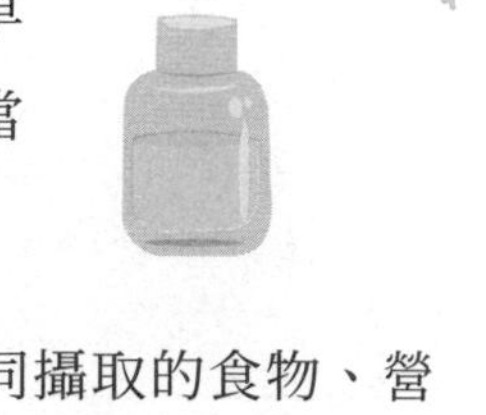

而這樣的效力，也可用來活化或放大搭配精油一同攝取的食物、營養補充品或草藥等的治療功效。我觀察到精油有助於活化及加強營養

補充品中的營養素，並達成更好的吸收與同化作用。

正因為精油是如此地濃縮，所以一定要確保製作精油的植物在種植過程中沒有使用農藥、化肥、摻雜物等，也沒有添加其他化學合成物，否則這些都會在提煉後出現在精油裡。請使用通過有機認證的精油，若是在不提供有機認證的國家，就尋找以有機方式種植原料者，或是以天然野生植物製作的精油。

使用精油時最重要的原則，就是少即是多。請將整瓶精油放在鼻子下方數公分處嗅聞，通常呼吸個三到七次就夠了。事實上，到了某個時間點，你可能會發現自己再也聞不到複方精油的氣味。這通常表示大腦已經識別並傳遞了精油分子的資訊。當嗅覺獲得滿足時，我們往往就會停止偵測香味，這和飢餓感獲得平復時我們就會停止進食的機制類似。

精油是非常強大的工具，它能自然地使身體進入平衡狀態，還能驅動身體與情緒的解毒反應。因此，我建議大家要非常緩慢地開始，首先嗅聞精油幾天，接著以大量基底油稀釋精油後塗抹於局部皮膚，之後再視個人狀況，逐漸把精油增加到建議的劑量。採用這樣漸進的方式，能降低出現強烈反應的機率。

就跟順勢療法一樣，少量使用精油時更具效果。在使用精油擴香時，一次使用不超過20分鐘、並使用能夠聞得到香味（表示身體能偵測到精油）的精油量就好。同樣道理，在同一個時間點塗抹多種複方精油，可能會過度刺激或者打亂身體原本的平衡。我建議不要在一天中的任一時段，塗抹超過三種以上不同的複方精油。

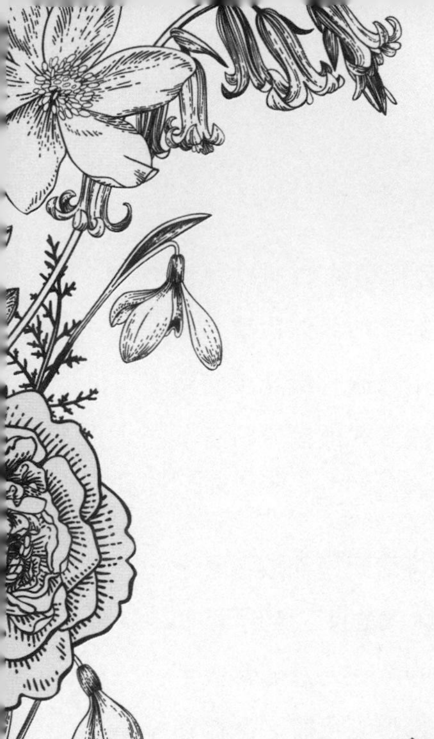

第一部分
認識五個步驟

PART 1
The 5 Steps

STEP1

將神經系統切換到副交感神經檔位

修復神經系統健康，
是改善大腦功能及身心健康的第一步。
我們必須先好好修復迷走神經的功能，
才能進一步去解決腸道、免疫系統
或腦部疾病等健康問題。

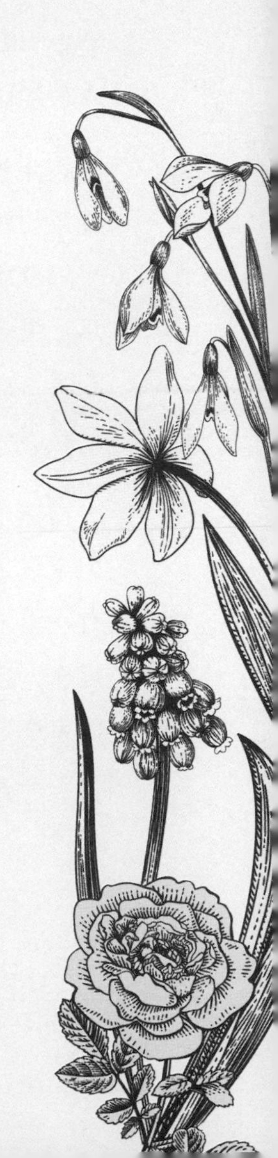

迷走神經與副交感神經狀態

迷走神經（Vagus Nerves）是大腦與身體之間的主要溝通管道。Vagus這個字源自拉丁文，意思是「徘徊、遊蕩」，我們可以想像迷走神經在人體內四處遊蕩，將大腦與幾乎所有的器官連結在一起。

迷走神經會促進器官與大腦的雙向溝通，將來自腸道、心臟、免疫系統以及其他主要器官的訊息帶回大腦，而大腦則會釋出適當的化學訊息傳導物（如荷爾蒙和神經傳導物質等），來回應這些傳入的訊息。這些化學訊息傳導物會調節並控制體內的各種無意識程序，包括心跳、消化、食慾、情緒、疼痛閾值、睡眠、記憶、認知功能和免疫反應等。

當迷走神經以最佳狀態運作時，人會比較容易從壓力、受傷或疾病中恢復。倘若迷走神經無法適當地傳送這些訊號，又或是訊號根本沒有送出，那麼人體就無法維持在平衡狀態。這時候，人可能會感覺到疼痛、疲勞、腦霧、壓力、焦慮或憂鬱，還有許多神經系統甚至是自體免疫上的問題。

認識人體的迷走神經

名稱源自拉丁文vagus的迷走神經，將大腦與幾乎所有的器官連結在一起。

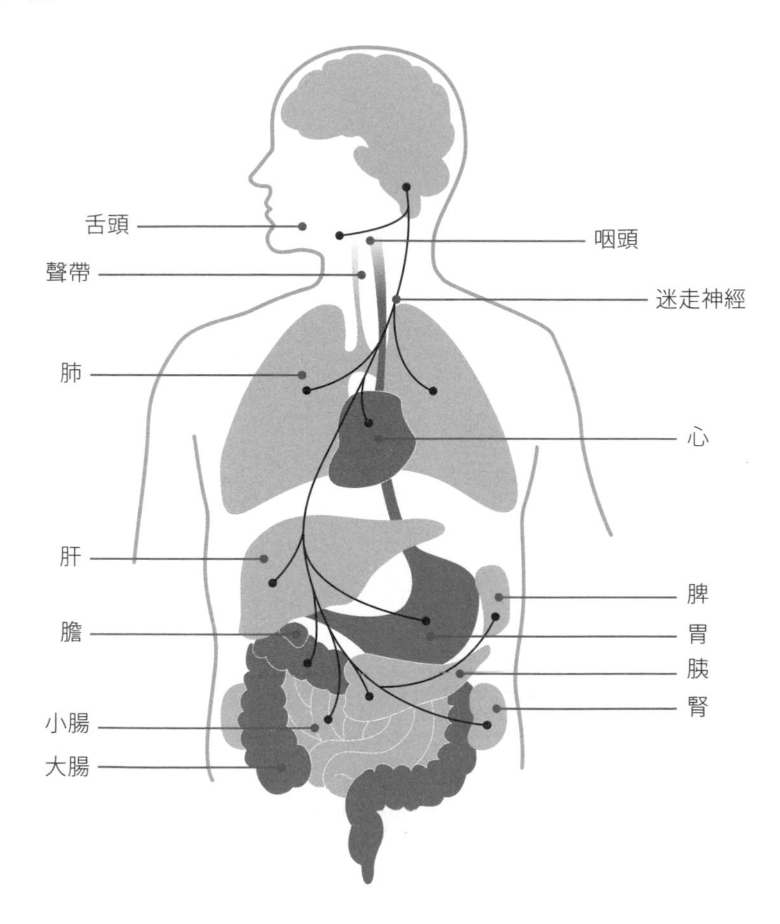

迷走神經的健全運作，能協助各個器官保持健康，包括：

- ☑ **大腦** 有助於控制焦慮與緩解憂鬱。
- ☑ **舌頭** 有助於改善味覺、唾液分泌、吞嚥以及說話能力。
- ☑ **耳朵** 有助於緩解耳鳴。
- ☑ **眼睛** 有助於瞳孔收縮，改善對焦，並進行眼神交流。

- ☑ **胃**　有助於刺激胃酸，促進健康消化。
- ☑ **腸道**　讓營養得以被吸收，並驅動肌肉收縮好讓食物與廢物通過消化道。
- ☑ **肺臟**　讓呼吸道順利擴張與收縮。
- ☑ **胰臟**　觸發有助於消化之酵素的產生與釋出。
- ☑ **肝臟**　驅動解毒與支援血糖的功能。
- ☑ **膽囊**　觸發膽汁分泌，而膽汁可排除體內毒素並分解脂肪（對大多數的原始人飲食和生酮飲食來說很重要）。
- ☑ **心臟**　有助於控制心跳速率和血壓。
- ☑ **脾臟**　可藉由緩和促發炎細胞激素釋出，抑制發炎。
- ☑ **腎臟**　釋放鈉、增加血流量，並管理血糖。
- ☑ **膀胱**　讓膀胱能儲存尿液以避免頻尿。
- ☑ **生殖器官**　支援生育能力與性興奮。
- ☑ **免疫系統**　調節發炎狀況、停止產生會促進發炎免疫反應的蛋白質。

人體的自律神經系統

就跟汽車有油門和煞車一樣，我們的自律神經系統也有兩種速度。交感神經的戰鬥或逃跑狀態，會幫助我們自動加速並避免危機，或提供一陣爆發性的能量，來對抗所察覺到的危險。副交感神經的休息、消化與治癒狀態，則會讓身體慢下來，使我們進入一種度過危險後復原、修復的平靜反應。而在這兩種狀態之間進行變速的排檔桿，正是我們的迷走神經。

作為兩者間的切換開關，迷走神經會幫助人體達成交感神經與副交感神經系統之間的平衡狀態。

不過，交感神經與副交感神經的兩種速度狀態無法並存，因此當其中一方啟動時，便會抑制另一方。也就是說，當迷走神經啟動副交感神經的休息、消化與治癒狀態時，就會抑制交感神經的戰鬥、逃跑或僵住狀態。彷彿一陰一陽的副交感與交感神經系統，讓我們的身體保持平衡，共同確保人體在正確的時間點，正確的部位能擁有足夠的資源。例如，副交感神經會開啟消化功能，但當你感知到危險或感覺焦慮時，便會切換至交感神經檔位，進而抑制消化功能，以釋出能量好讓你可以調動，以便戰鬥或逃跑。

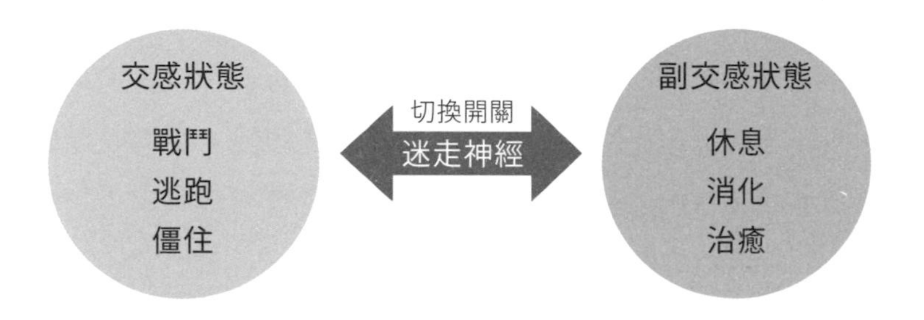

我們的自律神經系統負責管理所有不受意志控制的身體功能，像是心跳、血壓、消化、呼吸、細胞活動，甚至體溫等，這些都以有節奏的輪替方式，建立在前述兩種對立狀態間的平衡上。

為了應對危險，我們的交感神經會啟動戰鬥或逃跑反應，並在體內觸發如皮質醇和腎上腺素等壓力荷爾蒙的分泌。這時我們的心跳速率與血壓會升高，消化速度變慢或完全停止，因為血液被導出內臟器官，流往四肢，好為戰鬥或逃跑做準備。呼吸頻率會增加，以便更快速地將營養和氧氣輸送至細胞；肌肉繃緊，而肢體末端的血管收縮。這些反應對生存來說都極具價值。例如，如果這時你受傷了，流血致死的機率會比較低；瞳孔放大則能讓你看得更清楚。

此外，交感神經活躍時，還會調降所有對生存而言不重要的功能，包括各種復原與修復的程序，例如免疫系統。免疫系統一旦被抑制，病毒和細菌就會到處肆虐，導致腸道中有害病原體過度生長，甚至癌症等不健康細胞的潛在增長。

> “只有在副交感神經啟動的狀態下，人體才能擁有復原和治療的能力。”

我們的副交感神經系統與放鬆、再生和修復有關。當危險過去後，副交感神經系統會透過釋出神經傳導物質乙醯膽鹼，協助身體回到平衡。乙醯膽鹼有助於鎮靜交感神經的興奮、降低心跳速率，並幫助我們在經歷一段時間的壓力與焦慮之後放鬆下來。

包括消化、解毒、免疫活動、組織再生在內，所有維持人體健康的程序，都只會在神經系統切換至副交感神經檔位時啟動，也只有在這樣的狀態下，才會開啟我們的治癒能力，讓神經系統達到平衡，進而影響健康的所有面向。簡單來說，人體是無法在副交感神經啟動以外的狀態下得到治癒和復原的。

對人體來說，最好能有80%的時間處於副交感神經狀態。但是，大多數人都難以在生活中保持這樣的比例，而幾乎所有的疾病和功能障礙，都可以回溯至交感神經過於活躍，導致無法順利切換到副交感神經狀態。

副交感神經測驗

你有以下這些狀況嗎？如果有的話，可能就需要幫助神經系統切換至副交感神經狀態囉。

- ☑ 口乾舌燥或眼睛乾澀
- ☑ 咬牙或磨牙
- ☑ 喉嚨有腫塊或吞嚥困難
- ☑ 胃酸逆流
- ☑ 在吃完油膩或油炸的食物後脹氣或打嗝
- ☑ 消化不良（脹氣、放屁、食物移動緩慢）
- ☑ 排便緩慢或有便秘傾向
- ☑ 消化障礙，包括腸漏與食物過敏、大腸激躁症、小腸菌叢過度增生（SIBO）或克隆氏症
- ☑ 糞便浮起
- ☑ 無法明確判斷自己飽了或餓了
- ☑ 頻尿或尿失禁
- ☑ 難以放鬆
- ☑ 容易焦慮
- ☑ 不時有心跳加快的現象
- ☑ 肌肉緊繃，尤其是肩頸附近的肌肉
- ☑ 睡眠問題，失眠或是經常做惡夢
- ☑ 性慾低落或勃起功能障礙
- ☑ 認知功能障礙、注意力不足過動症（ADHD）或自閉症
- ☑ 腦霧
- ☑ 容易受到驚嚇
- ☑ 慢性發炎或感染
- ☑ 光亮或閃爍的燈光敏感
- ☑ 偏頭痛、頭暈、耳鳴或眩暈
- ☑ 高血壓或低血壓
- ☑ 容易憂鬱
- ☑ 缺乏維生素B12
- ☑ 維生素D或其他營養素攝取不足

副交感神經系統的作用

一旦運用精油刺激迷走神經，切換至副交感神經狀態，你的身體就會開始恢復平衡，進而改善從消化到認知的諸多功能。

改善消化功能

你吃東西的方式可能比你吃了什麼更重要——因為只有在副交感神經狀態下，消化功能才會好好運作。換句話說，除了選擇原始人飲食（paleo diet，以原型食物為主的飲食法）等適合自己的飲食內容，還要想辦法花時間在平靜、輕鬆的氣氛裡用餐，才能從食物中獲得最多的營養，並確保營養能適當地傳送至細胞。

當你在副交感神經狀態下進食時，大腦會啟動所有的消化功能，包括產生唾液並分泌胃酸、酵素及膽汁等。這支援了營養的吸收，以及在身體系統中移動食物和廢物所需的肌肉收縮。此外，副交感神經也會讓腸道傳送飢餓或飽足的訊號給大腦，幫助你辨別自己什麼時候真的餓了或是飽了。

在壓力下進食，會導致食物中的營養無法被妥善消化或吸收。請想像一輛陷入車陣中的救護車，無法順利抵達事故現場救人；這正是我們在壓力下進食時體內所發生的事：吃下的營養無法進入細胞，也無法幫助身體治癒與復原。

最後，若你的胃沒有分泌胃酸和酵素來分解蛋白質的話，未消化的蛋白質可能會引發免疫反應。在用餐前使用一點精油，喚醒副交感神經，可以幫助你的身體更有效地吸收營養，進而處理下列的各種消化障礙：

消化障礙	副交感神經的作用
小腸菌叢過度增生	「蠕動」是腸道中的一種波浪狀肌肉運動，可以沿著消化道移動食物、黏液、細菌及真菌。而這樣的清掃性波動能帶來腸道的正常移動，並解決小腸菌叢過度增生的問題。
大腸激躁症	腸道與大腦間的溝通不良，可能會導致腹痛、便秘和腹瀉（以上均為大腸激躁症之症狀），而副交感神經狀態能改善腸道和大腦之間的訊號傳遞。
便秘	腸道移動糞便時的肌肉收縮，也是由副交感神經所驅動。
酸性消化不良或胃食道逆流	指示胃和食道之間的括約肌關閉，避免胃酸逆流至食道。
脹氣	脹氣是胃酸或酵素不足的徵兆。副交感神經狀態能夠支援身體，使之產生足夠的胃酸與酵素來進行消化作用。
膽汁淤積	觸發膽汁的產生，並發出訊號讓膽囊將膽汁釋放至腸道，以消化食物中的脂肪。
口乾舌燥	啟動唾液的產生，對良好的牙周健康和消化來說非常重要。
厭食症與貪食症	讓腸道傳送飢餓與飽足的訊號至大腦。

加速排毒

唯有在副交感神經狀態下，才會開啟人體消除毒素的機制。驅動副交感神經反應的迷走神經連接至所有的排毒器官，包括肺、腎、小腸、肝、膽與結腸，使用精油觸發副交感神經活躍，也能幫助引導血流至這些器官，以加強排毒。

抵抗發炎

副交感神經狀態能減少身體與大腦的發炎狀況。迷走神經會幫助偵測並緩解發炎、提醒大腦分泌抗發炎的神經傳導物質乙醯膽鹼，可以把乙醯膽鹼想像成人體天生的發炎煞車器。當迷走神經未能妥善運作時，這些抗發炎的訊號就不會送出，於是造成慢性發炎問題。

增強免疫力

副交感神經狀態會啟動免疫程序，讓身體能夠與下列威脅作戰：

- ☑ 幽門螺旋桿菌
- ☑ 念珠菌或酵母菌感染
- ☑ 真菌感染
- ☑ 牙周感染（唾液的分泌能保護口腔免於感染）
- ☑ 慢性鼻竇、呼吸道、腸道或泌尿系統感染。

減輕憂鬱症狀

依據刊登在期刊《精神病學前沿》（Frontiers in Psychiatry）中的一項研究，用精油刺激迷走神經「能夠顯著減輕多種包括焦慮、睡眠障礙與絕望感等憂鬱的症狀」。有越來越多的研究指出，壓力和發炎會增加造成憂鬱症的心理和生理風險，而啟動副交感神經狀態能減少發炎，並改善大腦中與憂鬱和情緒調節相關的區域連結。此外，在期刊《神經免疫調節》（Neuroimmunomodulation）的〈柑橘香氛對免疫功能和憂鬱狀態之影響〉一文中，研究者提出柑橘類精油（例如萊姆精油），可有效對抗憂鬱問題。

減少焦慮

焦慮是一種發生於戰鬥或逃跑生存機制被啟動時的重複性恐懼體驗。當恐懼反應被激起時，其他的身體活動都必須暫時關閉，以貢獻身體的新陳代謝和所有能量，以便對潛在或即將到來的危險保持警戒。交感神經系統負責掌控焦慮，會讓肌肉做好逃跑的準備、增加心跳與呼吸的速率、提升血壓，並促使我們採取行動。這就是為何焦慮會導致人們抽搐、雙腿顫抖、不自覺地用手指捲起並拉扯頭髮，或是不停地來回踱步。因為它正在暗示身體：趕快移動、採取行動、戰鬥，不然就快逃。相反地，副交感神經狀態則會透過降低心跳速率並讓急促的呼吸正常化，帶來安全感，以幫助我們擺脫焦慮。

緩解疼痛

副交感神經狀態有助於降低疼痛感。疼痛是大腦回應身體的訊號，而當大腦進入副交感神經狀態並冷靜下來時，會有助於緩解疼痛。醫師曾針對高度焦慮者進行研究，並發表於世界疼痛醫學會的官方期刊《疼痛醫療》（Pain Practice）。這項研究發現，當高度焦慮者處於副交感神經狀態時，疼痛感會明顯下降。而當極限運動員啟動副交感神經狀態時，也能更迅速地從練習中恢復。

改善腸道健康

迷走神經是腸道與大腦之間的連線，腸道中有九成的神經纖維，均透過迷走神經連接至大腦。

腸道是人體最大型的取樣站，只要看腸道裡有什麼，就能知道我們所處的環境有哪些物質。所有從嘴巴、鼻子、眼睛，甚至是耳朵進入人體的物質，都會被送至消化道，而腸道微生物會透過迷走神經進行溝通，驅動大腦、心臟、肺臟及骨骼肌的免疫反應。副交感神經狀態能夠藉由增加腸道血流，來幫助維持腸道菌叢健康，這有助於健康的蠕動、酵素分泌與營養吸收，同時也會活化益生菌的效果。

緩和壓力

抵禦壓力的第一道防線，就是由交感神經系統驅動的生存反應。這會引發許多壓力症狀，像是心跳加速、血壓升高、呼吸急促等，而啟動副交感神經狀態就表示危險已過去，讓人體能夠安心休息並恢復。

增進腎上腺健康

雖然自律神經系統並未直接控制腎上腺，但長期處於交感神經啟動的情況下，會驅使腎上腺產生大量壓力荷爾蒙（皮質醇），可能會導致身體進入腎上腺疲勞狀態。副交感神經狀態可以緩和這樣的壓力反應，幫助抑制過多的皮質醇輸出，因而對腎上腺有所助益。

增強能量

身體和大腦的復原，需要能量與活力。能量會為人體內部的功能與修復工作提供燃料、建立並維護細胞與組織，並促進治癒人體的化學反應。當你卡在交感神經狀態中，再生、消化、排毒及恢復的能力會大幅減緩，這會讓毒素累積，使你感覺更加疲憊。

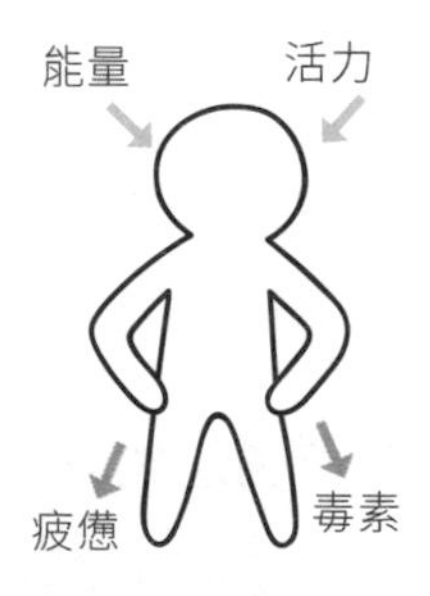

而當我們幫助身體進入恢復性的副交感神經狀態時，身體便得以擺脫堆積的毒素，並開始重獲能量與活力。此時，你的身心都能放鬆，皮質醇分泌減緩，也能讓全身的能量流動達到最佳狀態。

改善心臟健康

心跳速率也是由交感與副交感神經狀態的微妙平衡所控制。交感神經狀態會提高心跳速率，好將更多血液輸送至肌肉以便逃離危險；副交感神經狀態則會減慢心跳速率，好讓人體能夠復原。迷走神經做為兩種狀態的切換開關，能透過送達右心房特殊肌肉組織的電子脈衝來控制心跳速率。透過迷走神經釋出的乙醯膽鹼，可以拉長每次心跳之間的時間間隔，從而使脈搏減速。目前也有研究證實，心臟疾病與交感神經活動的增加有關。

增加肌肉力量

迷走神經釋出的乙醯膽鹼，可以控制神經與肌肉間的溝通，並使肌肉收縮。在乙醯膽鹼過少時，可能會導致肌肉無力或疲勞，並隨著持續運動或勞動而惡化。在這種情況下，肌肉或許能運作一陣子，但終究會因耗盡乙醯膽鹼而變得極度疲勞。

強化性健康

性興奮是屬於副交感神經的範疇。迷走神經連接至我們的生殖器，可以增加血流與感受。迷走神經掌控女性的子宮頸與子宮，也是從生殖器官傳遞性與性高潮能量訊號至大腦的主要神經路徑之一；而勃起功能障礙往往與生殖器的供血量不足有關，當副交感神經發揮作用時，能增加流往該區域的血流量。

平衡血糖

壓力會增加血糖和胰島素的輸出，因此長期處於交感神經活躍的狀態，會導致身體無法依照正常狀況調節血糖。透過老鼠實驗的研究證實，刺激副交感神經系統與隨後的血糖降低有關。

緩解精神創傷與創傷後壓力症候群（PTSD）

當危險發生，並將你的自律神經系統推入交感神經狀態時，可能會伴隨著精神創傷。若不去處理這樣的創傷，神經系統就可能卡在生存模式中，並一再重播最初的創傷經歷，即使你明明已經不再危險了。要治癒精神創傷，就必須進入副交感神經所帶來的安全狀態。

解決失眠問題

進入副交感神經狀態讓我們能夠放鬆，有助於大腦恢復平靜，並擁有更深層的睡眠。

當交感神經過度活躍，身體便會卡在慢性的壓力反應中，過度分泌的皮質醇會導致身心處於高度警覺的狀態。此外，皮質醇濃度過高也會抑制睡眠荷爾蒙，也就是褪黑激素。啟動副交感神經系統能讓身體放鬆並分泌褪黑激素，幫助睡眠。

調節食慾與體重

迷走神經會協助腸道與大腦之間的溝通，包括傳遞飢餓與飽足的訊息。在副交感神經活躍時，消化功能也跟著啟動，因此能達到最好的溝通效果。

如果腸道與大腦的溝通不良，會導致吃得過多或過少，甚至造成厭食症、貪食症等飲食失調的問題。當人體處於副交感神經狀態，且能將飢餓或飽足的訊號清楚地傳遞給大腦時，就可以適度地感受到飢餓或飽足感，並隨之達到健康的體重。

來自加州大學聖地亞哥分校醫學院的研究發現，患有神經性厭食症的人對飢餓訊號的反應不同，該研究指出：「厭食症的大腦迴路差異讓他們對獎勵及飢餓的驅動力不那麼敏感。」因此，好好啟動副交感神經和支援迷走神經功能，有助於改善大腦調節食慾的機制。

> 精油能為特定的器官、系統或細胞帶來能量，並達到瞬間刺激或增進活力的效果。例如，將精油塗抹於局部皮膚，可幫助刺激迷走神經、填補受損功能，並重設自律神經系統。精油能輕易滲入皮膚，以其他治療方法無法取代的管道，直接且立刻進入迷走神經。

增強記憶力

激動的情緒或有意義的事件會產生強烈的記憶，帶來愉快的心情，或是協助你避免未來的危險。

當迷走神經受到刺激時，會驅使去甲腎上腺素釋放至大腦中的杏仁核，這會強化記憶的儲存，並增進我們處理及保留資訊的能力。

加強呼吸

我們的迷走神經會告訴肺臟何時該呼吸，並與橫隔膜溝通，進行深層呼吸。深沉平靜的橫隔膜呼吸，在瑜伽、冥想等療癒法中扮演了關鍵角色，而這些療癒方式都能啟動副交感神經狀態。

迷走神經功能障礙

迷走神經的任何損傷或阻塞，都可能阻礙大腦和器官之間的溝通，並妨礙大腦排除毒素，而這樣的損傷或阻塞也會同步影響體內各種系統的下游功能。這樣的迷走神經功能受損，或許是慢性疾病中最常見卻無法得到確診的潛在問題。臨床醫師如慢性病專家迪特里希・克林格哈特（Dietrich Klinghardt）博士，便在超過95%的慢性病患者身上發現了迷走神經功能受損的現象。

哈佛大學研究人員、同時身兼臨床醫師的達蒂斯・哈拉齊安（Datis Kharrazian）博士，亦在其著作《為什麼我的大腦不工作？》（Why Isn't My Brain Working?）中，分享了類似的發現。他指出，大腦90%的輸出都經過腦幹，而健康的大腦功能會產生副交感神經反應，同時抑制交感神經系統。哈拉齊安博士發現，當大腦的各個區域開始變慢並失去功能時，觸發副交感神經活動的腦幹輸出就會減少，因此導致交感神經的活動增加。簡單來說，運作不佳的大腦，也較無法驅動迷走神經。

迷走神經的健康對大腦、免疫系統，以及身體抗發炎的能力而言極為重要。由於迷走神經是身體和大腦之間最主要傳遞訊息的高速公路，任何阻塞都會妨礙溝通。當訊息迅速且清楚地傳遞時，人體就能運作良好。而在迷走神經功能受損時，會削弱這些訊號的強度與速度，導致器官與大腦都無法取得各自需要的協助。

迷走神經受損會如何妨礙健康？

迷走神經受損會破壞人體內的訊號傳遞。這樣的損傷，會影響如GABA（伽馬氨基丁酸）等神經傳導物質的產生，而這些神經傳導物質能夠減少焦慮、改善情緒，還會影響其他與大腦功能及心理健康有關的荷爾蒙。

迷走神經受損的症狀

由於迷走神經連結了大腦和所有的主要器官系統，對於其來回傳送訊號能力的干擾，會影響身體幾乎每個部位。迷走神經的受損，可能反映在以下這些狀況：

- ☑ 焦慮
- ☑ 憂鬱
- ☑ 心臟問題
- ☑ 噁心或頭暈
- ☑ 慢性疲勞
- ☑ 健忘與腦霧
- ☑ 自體免疫性疾病
- ☑ 消化問題，包括小腸菌叢過度增生、大腸激躁症、胃酸逆流，以及克隆氏症。
- ☑ 系統性的發炎與腸漏
- ☑ 偏頭痛
- ☑ 纖維肌痛症或慢性疼痛
- ☑ 失眠
- ☑ 耳鳴
- ☑ 甲狀腺功能障礙
- ☑ 食慾不振
- ☑ 體重增加
- ☑ 胃灼熱（火燒心）
- ☑ 血糖失衡
- ☑ 持續口渴
- ☑ 頻尿

- ☑ 不明原因的耳朵或頸部疼痛
- ☑ 胸部有壓迫感
- ☑ 呼吸急促
- ☑ 對冷或熱敏感（尤其是手、腳）。
- ☑ 思緒和話語模糊不清
- ☑ 恐慌發作
- ☑ 感覺不知所措
- ☑ 肌力下降

> 迷走神經功能障礙可能是許多慢性疾病的潛在根本原因，包括：自體免疫疾病、纖維肌痛症、慢性疲勞症候群、直立性心動過速症候群（POTS）、憂鬱症、焦慮症、躁鬱症、小腸菌叢過度增生和大腸激躁症等消化障礙、心臟疾病，甚至是肥胖。

導致迷走神經受損的原因——毒素

不良的健康狀況，往往可追溯至受神經毒素傷害的迷走神經。影響大腦與神經系統的毒素具親脂性，且容易被神經末梢吸收。它們會破壞細胞的重要功能，包括營養和氧氣的運送。這些毒素可能包含重金屬、抗生素、細菌、病毒和寄生蟲、生物毒素，以及環境毒素。在正常狀況下，大腦中的毒素會往下沿著頸部兩側的淋巴系統排出。如果頸部的淋巴系統阻塞了，毒素便可能積聚並滯留，影響迷走神經，並導致細胞廢物無法順利離開大腦。

舉例來說，存在於口腔（包括來自受感染的牙齒根管或顎骨孔洞的細菌）、扁桃腺及鼻竇的毒素，會透過沿著顎骨的三叉神經，排入頸部的淋巴系統。淋巴系統與頸部側邊的迷走神經相交，你可以把我們的脖子想成一條擁擠的多線道高速公路，車流量非常大。而堵塞會阻礙移動，造成毒素滯留並損害迷走神經。

重金屬

汞、鋁、鉛和鎘等重金屬，對神經都具有高度的親和性。我們的神經末梢會吸收金屬，而被吸收的金屬便通過神經（包括迷走神經）朝著腦幹前進，然後在腦幹影響其他的大腦組織。

人體中巨大的神經網路，使得毒素可以被迅速、大量地吸收，進而破壞神經細胞的重要功能。更糟的是，大量集中的重金屬會降低免疫細胞的作用，並剝奪其血液、營養及氧氣。這些區域會成為厭氧細菌、真菌和病毒的避風港，導致疾病發生。

過去五百年來，在人類體內發現的有毒金屬數量已增加了一千倍。重金屬可能存在於食物、空氣、水、個人護理產品，以及我們的牙齒裡（例如採用汞合金填充物來補牙，其汞含量為49.5%）。存在於人體系統中的汞具有放大效果，會增加其他神經毒素的毒性與損害程度。一旦去除了汞，人體便會開始有效地消除其他神經毒素。此外，健康專家們認為，重金屬的存在可能導致酵母菌或念珠菌過度生長，因為這些菌類會與重金屬結合，屏蔽並保護身體免受金屬的毒性影響。因此，一旦除去金屬，念珠菌過度生長的問題往往也會隨之消失。

重金屬的毒性可能導致如頭痛、耳鳴、神經病變、認知功能障礙、睡眠障礙、便秘、腎衰竭、高血壓、肌肉無力、畏光、憂鬱、焦慮、生育能力受損及貧血等症狀。

抗生素

有一類稱為氟喹諾酮類的抗生素，通常用於治療各種消化道、呼吸道和泌尿道疾病，自2004年起已被認定與神經損傷有關。氟喹諾酮類藥物是以處方藥的形式來銷售，包括環丙沙星（Cipro）、吉米沙星（Factive）、左氧氟沙星（Levaquin）、莫西沙星（Avelox）、諾氟沙星（Noroxin）和氧氟沙星（Floxin）。

這些抗生素可能會損害我們的迷走神經，以及其他傳遞訊息進出大腦的神經。這可能會中斷大腦與身體之間的連結，造成包括麻痺、刺痛、灼痛或閃痛等症狀。

細菌、病毒與寄生蟲

迷走神經可能會被細菌（例如造成萊姆病的伯氏疏螺旋體）、病毒（例如第四型人類皰疹病毒EBV）或寄生蟲感染。塔夫茨大學的神經科學家邁克爾・範埃爾扎克（Michael VanElzakker）博士在其迷走神經感染假說中提出，在迷走神經內部或周圍如果有嗜神經微生物，會觸發持續性的免疫反應，而這會阻斷細胞間的訊號傳遞，或是在細胞和組織之間傳送警報訊號。

受阻的通訊與不順暢的溝通，會造成身體和大腦的能量與資源分配難以達到理想狀態。這會引發持續且強烈的疼痛、疲勞、憂鬱、對化學物質高度敏感等症狀，成為慢性病的遠因。

由於迷走神經是免疫系統通往大腦的管道，所以範埃爾扎克博士認為，在迷走神經中的感染，即使非常輕微，也會對大腦造成破壞。生物觸發因素（像是被壁蝨叮咬）或生理壓力，都可能削弱你的免疫系統，讓第四型人類皰疹病毒等潛伏以伺機感染型的病毒變得活躍，這也解釋了為何壓力會引發疾病。這些病毒一旦活化，就會快速複製，沿著神經朝大腦移動，並促使大腦啟動稱做神經膠質細胞的免疫細胞。這會引發惡性的免疫循環：大腦的免疫細胞釋出促發炎化學物質，來回應病毒或感染，通知迷走神經讓身體進入「疾病反應」狀態，這時疼痛、疲倦、腦霧及各種類流感的症狀會迫使我們停止移動、進食與思考，以便將能量集中於治癒和復原上。

換言之，迷走神經的感染可能會打開免疫系統裡的一個開關，讓我們陷入這種誇張的疾病反應中，導致對疼痛、疲倦與化學物質的敏感性持續增加。在最極端的情況下，神經系統甚至會將非常輕微的觸碰解釋為引發疼痛的訊號。

環境毒素和如黴菌等生物毒素

毒素會沿著頸部兩側與迷走神經平行的淋巴通道排出。透過空氣傳播的毒素，像是黴菌、黴菌毒素副產品；以及逸散出來的化學物質，像是來自家具的木材防腐劑和甲醛、來自油漆的揮發性有機化合物（VOC）等，都會從我們的鼻竇排出。而被吃進體內的毒素，像是殺蟲劑、除草劑、食品防腐劑、阿斯巴甜及食用色素等，則是從口腔排出，過多的毒素會使得頸部的淋巴循環超載並阻塞。

分子生物學家兼放射學專家的馬爾科．魯吉羅（Marco Ruggiero）博士，透過頸部超音波，針對阻塞且發炎的淋巴管是如何損害迷走神經功能進行研究。他發現，黴菌會引發慢性發炎反應，很可能因此阻塞了淋巴管，進而壓迫迷走神經。

其他造成迷走神經受損或功能障礙的原因

迷走神經也可能受到心理和身體經驗的影響，包括了幼兒時期的虐待、忽視及精神創傷等。由凱澤醫療機構（Kaiser Permanente）和美國疾病管制與預防中心（CDC）所建立的童年負面經驗（ACE）測驗量表發現，早年的精神創傷與壓力（例如離婚、家暴、遭受監禁，酒精或毒品問題等家庭功能障礙），會引發一種過度活躍的迷走神經壓力反應模式，而這與成年後出現慢性健康問題，以及憂鬱、家暴、自殺等情緒與社交問題的風險偏高呈現相關。

壓力

前面提到，壓力會啟動交感神經的生存狀態，使得心跳加速、呼吸頻率增加、瞳孔放大；而待危險過去後，人體便會回到平衡修復的副交感神經狀態。

慢性或長期的壓力，會導致我們一直卡在交感神經狀態，並且損害迷走神經在副交感神經與交感神經狀態之間切換的能力。這可能會對我們的長期健康造成負面影響。而於壓力反應期間分泌的荷爾蒙也可能會損害身體，導致系統性的發炎，並抑制身體的免疫反應。

身體創傷

迷走神經非常長，會影響人體的眾多部位，也可能在各種時候受到物理性的損傷。任何類型的身體創傷都可能對迷走神經造成壓力及刺激，最嚴重的創傷可能是因手術造成迷走神經被切斷，但即使是頸椎撞擊、姿勢不良或肌肉失衡等，導致迷走神經輕微受壓，仍可能使之失靈，進而引發神經的過度刺激或是失去敏感度。

情感創傷

包括悲傷、損失、意外事故、遭遇自然災害或是遭受言語及身體暴力等的情感創傷，也會對迷走神經造成影響。

在壓力狀態下，迷走神經會通知大腦趕緊儲存對生存而言重要的記憶，但我們的潛意識沒有時間概念，無法區分這些擔憂是屬於過去還是未來；同樣地，身體也無法辨別感受到的是實際壓力，還是來自情緒或預期的壓力（例如精神創傷，或是試圖預測未來潛在壓力、與生存記憶有關的心理重播）。這樣的狀況，在創傷後壓力症候群（PTSD）中相當常見。

> 在創傷後壓力症候群的案例中，迷走神經無法對刺激正常回應，有可能使人陷入僵住狀態中。

史丹佛大學生物學與神經學教授羅伯．薩波斯基（Robert M. Sapolsky），在《壓力：你一輩子都必須面對的問題，解開壓力與生理、精神的糾纏關係！》一書中談到這種現象，他指出：「有時我們聰明得足以預見未來，而且光是基於預期，便能夠啟動壓力反應，就像事情真的已經發生般強烈。因此，動員壓力反應不僅是為了回應身體或心理上的發作，也是因為預期這些事情的到來。」

這樣的創傷循環，會導致迷走神經無法反應，讓我們以一種假死狀態去應對危及生命的狀況，並使神經系統持續陷入這樣的狀態裡。

若你正在經歷PTSD，那麼當刺激沒有突然到足以引起驚嚇反射時，就有可能啟動僵住的創傷反應，而非適當的定向反射——也就是對環境變化的立即反應。

舉例來說，當槍枝暴力下的倖存者聽見機車回火的聲音時，大腦誤以為是槍聲，便會陷入僵住或癱瘓的狀態。脫離僵住狀態並重新啟動迷走神經功能的能力，是PTSD受害者們重拾情緒健康的一個重要步驟。

為了更近一步說明僵住反應，讓我們回過頭來詳細說明壓力會促使交感神經作用，並要求身體評估並支援的三種的生存選擇：戰鬥、逃跑與僵住。

模 式	身體反應
戰 鬥	若你評估某個危險是你有辦法擊敗的，那麼身體就會進入「戰鬥」模式。你的交感神經系統會釋出如腎上腺素等荷爾蒙，讓你為戰鬥做好準備。
逃 跑	若該危險太強大而無法克服，你的身體就會讓你準備逃跑。整個系統會將資源和血液集中至肌肉與四肢，並關閉所有對眼前的生存來說不重要的功能（像是消化、解毒、免疫功能、繁殖和理性思考等），好讓你能運用所有可得的能量來逃離即將到來的危險。
僵住	當你既無法擊敗危險的對手，也無法安全地逃離，則身體會進入自我麻痺的僵住反應。你可能會暫時無法移動，感覺「精神恍惚」、「僵住」而變得麻木，又或者像是離開了自己的身體。

在僵住的狀態下，身體不會釋出荷爾蒙來幫助你戰鬥或逃跑，而是釋出化學物質幫助減輕疼痛，並麻痺任何心理、身體或情感傷害的強度。這讓你得以度過接下來發生在你身上的重大事件，並從創傷中生存下來。

身體的思考是：若無法讓危險的個體或情況消失，那最好藉由屏蔽那些過於可怕、無法令你接受的事物，「讓自己消失」。例如遭受虐待的孩子，往往就會以僵住做為回應。前面提到童年時期的痛苦經歷往往與日後的健康問題相關聯。

> 早期的精神創傷會讓人持續陷入僵住反應裡，並持續對健康造成負面影響。恐懼或恐慌的想法與情緒，可能會持續困在你的身體裡，導致大腦和神經系統處於永恆的高度警戒狀態，並對迷走神經造成傷害。

透過嗅聞精油，融化僵住反應

僵住反應可能更進一步觸發解離，這樣我們就不會感覺到疼痛，也可能導致我們與包括嗅覺在內的五種感官失去聯繫。嗅覺與精油，能幫助融化僵住反應，並恢復我們感知環境的能力。

以甜橙、佛手柑等具鎮靜效果的柑橘類精油安撫神經系統，能夠幫助我們感受身體並處於當下。這樣的體認與安全感，有助於防止未來的僵住反應。

後面單元會提到如何進一步使用精油刺激迷走神經，以釋放多餘能量，這有助於脫離僵住狀態，並恢復迷走神經原本的功能。

卡在僵住反應的身體

戰鬥、逃跑與僵住這三種反應，都需要將神經系統切換至高能量狀態。戰鬥與逃跑的行動本身，可以讓神經系統釋放這樣的高能量，並在之後回歸正常運作。

在自然界，當動物脫離僵住反應時，往往會有抖動或有節奏的肌肉收縮波動等動作。但是，人類通常會略過或避免這種有助於排除僵住反應能量的抖動或晃動，使得交感神經系統繼續維持在啟動狀態。當你的身體卡在僵住反應中，便會引發如恐慌、強迫症行為、迴避行為、恐懼症、精神恍惚、麻木及其他焦慮狀態等癱瘓症狀。

> 健康的迷走神經會讓你知道自己是安全的，可以放鬆並進行治癒、恢復。然而當你卡在創傷循環或僵住反應中，便會感覺自己持續受到攻擊，即使你所愛的人也無法讓你感到安全。當僵住機制處於高速檔位時，人是無法與他人產生連結的。

在副交感神經狀態下才能產生連結

在我的孩子還小時，他們的一位幼稚園老師建議我「在糾正之前先連結」。意思是當孩子行為不當時，最好不要在陷入戰鬥、逃跑或僵住狀態的高壓時刻進行管教，而是要透過肢體接觸或溫和的言語，與孩子先產生連結。

這樣的連結會培養出安全感，讓孩子能脫離僵住或恐懼的狀態，當更具接受力的副交感神經啟動時，才能正確地接收到大人的想法與意見。

當身體處在緊急狀態，便會停止所有與眼前的生存不相干的功能，其中也包括與他人連結。你可以透過觀察瞳孔的縮放，得知對方是否正處於緊急的交感神經狀態當中。

處在壓力下時，交感神經系統會刺激瞳孔使之擴張，好讓更多光線進入眼球，以增強視力和專注力，同時也避免任何視覺干擾，防止注意力被分散，藉此提升生存機會。當人再次感到安全時，瞳孔便會收縮。

評估瞳孔的大小和進行眼神交流的能力，是判斷對方在當下的安全感如何，以及他們對連結是否開放的絕佳辦法。例如，若你的某個親朋好友瞳孔擴大了，那麼不妨暫時不提某個具爭議性的話題，先等他瞳孔縮小了再說。這正是為何在促進連結和進行迷走神經治療時，眼神交流十分重要。

啟動你的迷走神經

我的前公司針對休假，採取一種「不用完就收回」的政策，而我們的迷走神經也是以類似的方式運作。如果你不使用它，並發展出較佳的迷走神經張力，它就無法運作良好，甚至還可能會萎縮。

迷走神經張力指的是在副交感與交感神經系統作用間彈性切換、保持平衡的能力，就如同肌肉張力的原理一般，若不使用肌肉，它們就會萎縮。而壓力、毒素與創傷，會讓你的迷走神經無法轉換，一直卡在同一個模式。

強化迷走神經張力的最大關鍵，就是給予刺激。刺激迷走神經，會活化身體和大腦之間的溝通，觸發不同化學訊息傳導物（如神經傳導物質）的釋出，如此一來，就能改善所有連接至迷走神經之器官系統間的溝通。

醫療上的應用——迷走神經刺激器

我們的迷走神經在頸動脈和頸靜脈附近沿著頸部向下延伸。十九世紀的神經學家注意到，對頸動脈施加壓力可讓癲癇停止。這促成了重要的研究試驗，並促成迷走神經刺激器的開發。這種裝置類似心律調節器，透過手術植入皮下以用來刺激迷走神經。

在頸部左側做出切口後，透過皮膚下的金屬導線，將該裝置連接至迷走神經。裝置啟動時，會沿著迷走神經向腦幹傳送電子訊號，然後腦幹再傳送訊號至某些大腦區域。

以電子刺激迷走神經的作法，已被運用於治療癲癇、憂鬱症、多發性硬化症、偏頭痛和阿茲海默症。美國食品藥物管理局（FDA）於1997年正式核准針對癲癇、於2005年核准針對重度憂鬱症使用迷走神經刺激器。

迷走神經刺激與發炎

2012年，美國紐約的神經外科醫師凱文．崔西（Kevin Tracey）對迷走神經刺激器做出研究。他發現，迷走神經刺激器顯著減少了系統性的發炎，以及與關節炎有關的疼痛。

崔西醫師的研究認為，身體組織的發炎，是直接由大腦調節，並以迷走神經為切換開關，他稱呼這樣的機制為「發炎反射」：當迷走神經受到刺激時，會藉由抑制促發炎化學訊息傳導物的產生，來減少身體其他部位的發炎。

目前，其他的研究人員也正在研究運用迷走神經刺激，來處理其他有可能與發炎有所關聯的病症。例如：注意力缺失症（ADD）和注意力不足過動症、哮喘、濕疹、焦慮、糖尿病、頭痛、疲勞、疼痛、放屁、脹氣、大腸激躁症、情緒波動、腦霧及自體免疫等。

良好的迷走神經張力

刺激迷走神經能夠增加其彈性，讓迷走神經更健康、反應更靈敏，這讓我們的身體能夠在經歷壓力之後更快復原。這種評量迷走神經的平衡與彈性的方式，就稱做迷走神經張力。

迷走神經張力高時，從大腦和身體發出的訊號能夠更妥善地被接收，讓人體可以放鬆，並更迅速地恢復。這種狀態與更強的壓力恢復力、更短的復原時間、更好的心理與情緒健康，以及更好的專注力、記憶力和情緒相關聯。較高的迷走神經張力也能幫助身體更妥善地調節血糖濃度、緩和發炎，並防止大腦退化。

當迷走神經張力低時，這些調節效果都會變差，並可能導致過度發炎與疾病。

如何測量迷走神經張力？

我們可以透過心率變異性（HRV）——亦即透過伴隨呼吸發生的心跳速率變化——來測量迷走神經張力。在迷走神經張力健康的狀態下，吸氣時心率會略為增加，吐氣時則心率略為減少。呼吸與冥想的技巧便是基於改善心率變異性的原則，達成平衡交感與副交感神經的效果。

每次吸氣時，人的心臟便會跳快一點，以加快含氧血液在體內各處流動的速度。每次吐氣時，心率則會變慢。我們可以透過心電圖來測量吸氣與吐氣之間的心跳速率差異，藉此瞭解迷走神經張力。當吸氣心率與吐氣心率的差異越大，就表示迷走神經張力越高。

使用精油刺激迷走神經

精油具有透過嗅覺（氣味）傳導和經皮膚滲透（塗抹於皮膚時）的特質。將精油塗抹於局部皮膚，能穿越血腦屏障，刺激迷走神經的溝通，並改善認知能力。現在也已經證實，吸入如薰衣草、佛手柑等精油，可以改善與迷走神經張力息息相關的心率變異性。

將具有刺激迷走神經效果的精油，局部塗抹於耳垂後方突起的乳突骨處，是一種極為簡易、自然且非侵入性的療法，可以接觸並刺激迷走神經。納瓦茲・哈比卜（Navaz Habib）醫師在其著作《啟動你的迷走神經》（Activate Your Vagus Nerve）中，詳細描述了耳朵附近的皮膚可以如何接收刺激，並讓最佳訊號傳送至你的身體與大腦。書中指出耳朵附近是經由皮膚刺激迷走神經最具效果的身體部位。

你可以透過精油活化任何迷走神經張力較低的身體部位，包括喉嚨、臉部肌肉、心臟、肺臟與膽囊等。當你刺激身體不同的部位功能，都能透過身心回饋循環，影響迷走神經的整體運作。例如：因為迷走神經貫穿橫隔膜，所以每次吸氣和吐氣都可以產生刺激。

就刺激迷走神經而言，以按摩油塗抹於耳後和頸部周圍的穴道極具效果，耳垂後方的乳突骨處尤其有效。

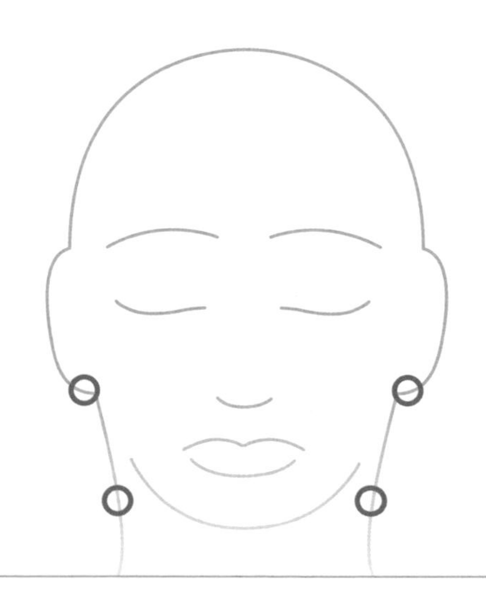

精油塗抹位置不同，效果也不同

並不是將精油塗抹在皮膚上任一處的效果都一樣。刻意將精油塗抹在與特定器官系統或大腦區域相關聯的特定治癒點（所謂的穴位或反射點）上，可以顯著放大相關的效果。就刺激迷走神經而言，位於耳後及頸部周圍的穴位是最具效果之處。針對穴位的神經解剖學研究也顯示，耳後的下半部是最容易刺激迷走神經的位置。

除了前面提及的迷走神經刺激研究，與針灸相關的研究也發現，針灸特定穴位會有臨床上的效果，而這些受到刺激的穴位，便是位於頭部、頸部等區域，在解剖學上靠近迷走神經通路分支的地方。

在穴位上使用精油

根據芳香穴療（Aroma Acupoint Therapy）的聯合創始人彼得・荷姆斯（Peter Holmes）的說法，精油可刺激穴位，並如實際針灸般產生效果。荷姆斯以塗抹精油於特定穴位來取代針灸，發現精油會以與針灸類似的方式刺激穴位點，但精油有機會進一步強化該穴位的能量。

針對目標穴位塗抹特定精油能放大雙方的好處，達成比直接使用精油更好的治療效果。而透過精油刺激迷走神經反射點（穴位），也有助於模仿迷走神經所發出的能量訊號，協助身體與大腦恢復溝通。

STEP2

改善睡眠與
大腦排毒

和人體的其他器官一樣，
大腦也需要定期打掃，
以清除細胞殘骸、代謝廢物，
還有累積的毒素。
而這樣的排毒工作，
只能在睡眠的時候發生。

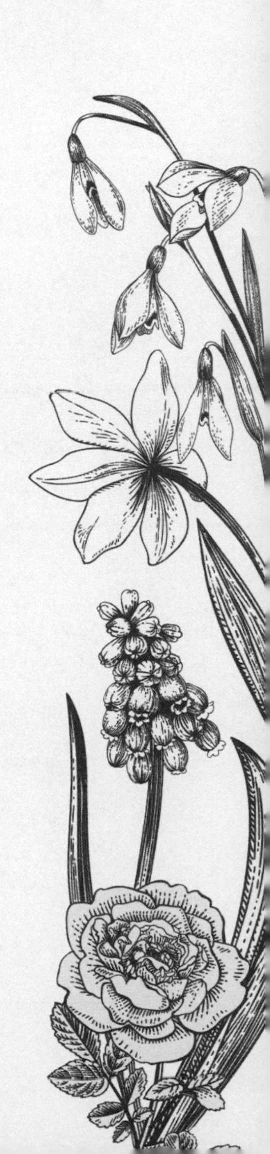

睡眠、生理節奏與褪黑激素

安穩的睡眠對健康極為重要。而我所謂安穩的睡眠，是指能夠順利入睡且每晚持續睡眠狀態至少八小時，並在醒來後感覺到已獲得充分休息，甚至還能記得做過的夢。

我們入睡的能力和生理節奏有關。位於大腦中央的松果體會回應每天的內部生理時鐘，釋出能讓人準備入眠的荷爾蒙褪黑激素，並替身體和大腦排毒。缺乏褪黑激素幾乎總是與慢性疾病有所關聯，這是因為一旦缺少褪黑激素，人的大腦就無法利用睡眠時間排毒、再生與恢復。褪黑激素分泌減少的現象，常見於如阿茲海默症、帕金森氏症等神經退化性疾病的患者身上。我們可以利用精油，調節松果體並觸發褪黑激素的分泌，進而幫助大腦排毒，並恢復松果體的正常功能。

天然的睡眠荷爾蒙——褪黑激素

褪黑激素是人體的天然睡眠荷爾蒙，能調節我們的生理節奏，並幫助我們從清醒狀態轉變至睡眠狀態。當太陽下山時，松果體便會開始分泌褪黑激素，並於夜間的較晚時候達到高峰，告訴我們應該要睡覺了。人體內的褪黑激素濃度一年四季都在波動，因為夜晚的長度會影響褪黑激素分泌的持續時間。

褪黑激素已被證實有助於促進健康的睡眠模式，包括縮短睡眠潛伏期（入睡所需的時間）、提高睡眠效率（在床上處於睡著狀態的時間比例），與增加總睡眠持續時間。褪黑激素有誘導睡眠的催眠作用，以及緩解焦慮的鎮靜作用，可支援人體睡眠與清醒的自然週期。

人體內褪黑激素的濃度也會隨年齡變化。三個月大以前的嬰兒，大部分都無法產生份量一致的褪黑激素，這點有助於解釋為何新生兒的睡眠模式呈現很大的差異。到了青春期，褪黑激素的模式又再次轉變。雖然大部分的成人都是在晚上10點左右開始分泌褪黑激素，但青少年則是到了深夜才分泌睡眠荷爾蒙，因此往往比較晚才睡得著，而在早上感覺昏昏沉沉的。褪黑激素的分泌會隨著年齡增長而減少，同時與隨著年齡增長而增加的慢性病相關聯。

褪黑激素源自腸道的色胺酸、血清素，最後由松果體轉化並釋出。這種脂溶性的激素能輕易通過大腦，並擴散至細胞中以防止損傷。

褪黑激素的補充與刺激

褪黑激素是人體自然產生的荷爾蒙，補充時應要謹慎為之。並非以任何形式補充褪黑激素，都能穿越血腦屏障，而在促進睡眠方面，精油與脂質體褪黑激素被證明比以藥錠形式攝取更為有效。

精油在刺激褪黑激素分泌方面為何有效？有部分可能是因為植物中也有褪黑激素，因此精油中含有刺激或輔助褪黑激素的物質。褪黑激素在人體內也提供與植物作用類似的抗氧化功能，目前也被用於治療多種健康狀況，包括：失眠、阿茲海默症和憂鬱症等。

※目前臺灣褪黑激素為處方箋用藥，書中關於褪黑激素治療的描述，均以美國的情形為主。

褪黑激素的功能

支援睡眠

褪黑激素最為人知的，就是可以支援睡眠。研究已證實，褪黑激素可有效治療下列幾項睡眠相關的問題：

睡眠問題	褪黑激素的幫助
失 眠	能夠縮短入睡所需時間、增加總睡眠時間、改善睡眠品質和調節警覺性，藉此緩解無法入睡以及難以保持睡眠狀態的問題。
時 差	有助於避免並減少時差症狀，提升警覺性，尤其是在往東移動時。因為褪黑激素會重新設定身體的生理節奏，協助我們適應當地時間。
輪班工作障礙	對於工作時間不屬於傳統日出而作日落而息的人，褪黑激素可能改善其白天的睡眠品質與持續時間。
醒睡週期紊亂	褪黑激素已被證實可支援兒童的睡眠紊亂問題。
延遲性睡眠障礙	可幫助重設睡眠模式，包括導致晚睡晚起的睡眠模式延遲障礙。褪黑激素不僅能讓人提前入睡，也能縮減入睡所需的時間長度。

可以帶來一夜好眠這件事，讓褪黑激素成了荷爾蒙界的超級巨星。但在維持人體健康方面，這項驚人的化學訊息傳導物質所能做到的，還不止如此。

做為一種抗氧化劑，褪黑激素是可以逐一替身體細胞排毒的「清道夫」。這樣的程序發生在人體的許多部位，尤其是在眼睛、骨髓、大腦、消化和生殖器官。褪黑激素能保護大腦組織、修復腦部損傷，並保衛神經系統免於神經退化性疾病，如：阿茲海默症、帕金森氏症、肌萎縮性脊髓側索硬化症（ALS，也稱為葛雷克氏症），甚至是衰弱性偏頭痛等的侵害。

除了睡眠輔助外，褪黑激素在人體內還有以下這些重要功能。

增加抗氧化的保護作用

褪黑激素能藉由結合並中和造成細胞損傷的物質，來保護細胞與組織。人體內存在自由基，它們是缺乏電子、活性極強且非常不穩定的分子。

自由基在正常狀況下有其功用，不過當它們過度活躍時，會竊取其他分子的電子，並在過程中對細胞產生傷害。人體內的抗氧化劑，會透過放棄一些自己的電子以中斷破壞性連鎖反應的方式，來發揮其「關閉」自由基的天然作用。褪黑激素是人體內最強大的抗氧化劑（抗氧化力為維生素E的兩倍），能幫助調節並修復細胞損傷。

強化免疫功能

褪黑激素能夠支援健康的細胞，並於一開始避免不健康的細胞（像是癌細胞）形成，藉此促進免疫系統的功能。此外褪黑激素也已獲得證實，可減緩末期癌症的進程，並減少治療副作用。

支援排毒

褪黑激素能幫助大腦排除化學物質、病毒、細菌、來自黴菌的黴菌毒素、寄生蟲及其有毒物質，還有汞、鉛、鋁、鎘、氟化物等會損害松果體功能的重金屬。在分泌量處於健康水平的狀態下，褪黑激素會與重金屬結合並降低其毒性。

支援膽囊

褪黑激素具輔助膽囊的性質，包含將膽固醇轉化為膽汁，以及增加膽囊中膽結石的流動性。

活化大腦再生

研究顯示，褪黑激素能活化大腦中會再生神經細胞的蛋白質。

影響心血管健康

研究指出，褪黑激素對心臟、血壓等心血管的健康有正面影響。

強化血腦屏障

褪黑激素能支援血液與大腦之間的屏障，可把有害物質隔絕在外，同時讓重要的營養素順利到達大腦。

保護神經系統

褪黑激素濃度處於健康水平，有助於防止並減少認知能力的衰退。一般認為，褪黑激素能保護大腦細胞免於一種叫β類澱粉蛋白的蛋白質侵害，而這種蛋白質會導致阿茲海默症。

褪黑激素的神經保護作用極強，當用於中風患者，有可能限縮腦部組織的損傷程度，並避免行為缺陷甚至死亡等負面後果。

減少發炎

褪黑激素的抗氧化作用，能減少發炎所引起的組織破壞與器官損傷。目前也已證實褪黑激素可防止並減少促發炎細胞激素的上升，並有助於減少腦腫脹及腦細胞的死亡。

支援粒線體功能

褪黑激素可有效保護粒線體（細胞的能量中心）免於毒素的攻擊，並幫助細胞恢復其完整功能。

緩解偏頭痛

由美國神經醫學會發表於期刊《神經醫學》（Neurology）的研究指出，褪黑激素的抗發炎作用能減少偏頭痛的頻率與嚴重程度。

該研究中，超過三分之二的受試者，在每個月的頭痛次數、強度和持續時間方面，感受到至少50%的縮減。

減少耳鳴症狀

褪黑激素可能有助於減少耳鳴的症狀。《生理學與藥理學期刊》（Journal of Physiology and Pharmacology）的一篇研究發現，褪黑激素在減少耳鳴症狀方面的效果，是專門用於治療耳鳴藥物的150倍。

降低憂鬱感

由於褪黑激素有助於調節生理節奏，因此也可用於減少在秋冬白晝較短時的季節性憂鬱症狀。

此外依據一篇發表於《精神病學》（Psychiatry）期刊中有關季節性情緒失調（SAD）的研究所述，褪黑激素也能減少20%的難治型憂鬱症症狀。

支援眼睛的健康與視力

褪黑激素會保護視網膜，並降低罹患如青光眼等眼部相關疾病的風險。若在發育的早期階段體內褪黑激素的濃度偏低，則可能導致視力問題。

穩定血壓

研究發現褪黑激素能夠在不改變心跳速率的狀態下，明顯降低夜間血壓。

平衡血糖

糖尿病與糖尿病神經病變都與體內褪黑激素的濃度偏低有關。褪黑激素能改善肝功能（有助於平衡血糖），並保護細胞免於胰島素阻抗和糖尿病的傷害。

支援腸道健康

褪黑激素結合泌乳素，可幫助平衡腸道菌叢、再生健康的腸壁，並支援健康的腸道功能。

透過減少潰瘍與胃食道逆流來保護胃部

褪黑激素可能有助於治癒胃潰瘍，並緩解胃灼熱（火燒心），它能夠強化下食道括約肌，阻隔會導致潰瘍與胃食道逆流（GERD，一種因胃酸回流至食道所造成的症狀）的胃酸分泌。

調節荷爾蒙

褪黑激素可藉由抑制從腦下垂體釋出的某些荷爾蒙，來控制體溫與女性生殖荷爾蒙。

體內的褪黑激素濃度若處於健康水平，便能夠最佳化生育能力並支援卵巢的健康、卵子的品質與產生。此外褪黑激素還會增加人體內的人類生長激素（HGH）濃度，而這有助於減重與細胞再生。

協助自閉症患者

自閉症兒童有褪黑激素通路異常以及褪黑激素的生理水平低於平均的現象。促進褪黑激素的產生，可改善他們的健康與情緒。

減緩掉髮

臨床研究顯示，將褪黑激素塗抹於局部皮膚，可使老化及禿頭症、皮膚炎等疾病導致的掉髮現象顯著減少。而塗抹褪黑激素也會改善頭髮的狀況與質地，在部分案例中甚至觀察到新髮的生長。

褪黑激素如何輔助大腦清潔

除了抗氧化和支援排毒外，褪黑激素會透過以下方式輔助大腦清潔。細胞的廢物處理系統，倚賴一種叫溶酶體的細胞成分，內部含有可分解多餘廢物和物質的多種酵素（酶）。

溶酶體必須要有硫酸鹽才能進行重要的清潔工作。硫酸鹽是一種有助於清除細胞殘骸的硫化合物，褪黑激素會在睡眠期間將硫酸鹽輸送至大腦的各個部位，而硫酸鹽也有助於讓具親脂性的褪黑激素分子更能溶於水，好讓它們能通過腦脊髓液輸送至大腦。

麻省理工學院計算機科學與人工智慧實驗室的資深研究科學家史蒂芬妮・西內夫（Stephanie Seneff）博士表示，硫酸鹽供應不足是許多神經系統疾病的根本原因。

大腦裡缺乏硫酸鹽，可能會損害大腦排除重金屬及其他毒素的能力，導致細胞殘骸累積。有毒的金屬和草甘膦會妨礙硫酸鹽合成，且其影響還會隨時間不斷累積。

生理節奏與醒睡週期

生理節奏是告訴我們的身體何時該睡、何時該醒、何時該吃東西的週期。人體內的每個程序，從睡眠、消化到排毒，都遵循著基於二十四小時循環節奏而成的重複性模式。透過生理節奏的調節，我們每天大約在同一時間會接收到疲累、想睡、醒來，以及警覺的訊號。

內部時鐘管控了人體的主要器官與系統，包括心臟、肺臟、免疫系統和新陳代謝，另外還有腦波活動、荷爾蒙的產生、細胞再生和DNA修復等。

身體會在它預期需要的那段時間刺激某些功能，例如新陳代謝和自衛，並於休息時予以調降。在一天中的活躍階段，能量代謝、膽酸與營養的載體蛋白也都比較活躍。相反地，排毒作用則是在休息階段比較活躍。這有助於解釋為何某些身心活動似乎在某個時段更容易進行，以及用餐或服用營養補充品的最佳時機為何有所差異。

生理節奏紊亂

下列症狀的出現，可能暗示了生理節奏的失衡：

- ☑ 無法入睡
- ☑ 無法保持睡眠狀態
- ☑ 早上很難醒來
- ☑ 睡醒後不覺得神清氣爽
- ☑ 體力活動後的恢復速度緩慢
- ☑ 在下午4到7點間活力低下
- ☑ 只在一天中的某些時段頭痛

而當面對輪班工作、在不同的時區間移動、整晚熬夜，以及暴露在人工光源下，都會擾亂身體自然的生理節奏。這造成睡眠、清醒與消化系統的混淆，並增加以下這些健康問題的風險：

生理節奏紊亂的健康風險	
過敏	失眠
哮喘	消化或代謝失調
心血管疾病	焦慮與憂鬱
高血壓	中風

恢復健康的生理節奏和褪黑激素濃度可能需要花一些時間，但這是值得嘗試的。生理節奏的紊亂會縮短預期壽命，而隨著年齡漸長，我們也會對這些紊亂更為敏感。

松果體與我們的健康

分泌褪黑激素的松果體，是個豌豆大小、松果狀的內分泌腺體，位於大腦中心差不多和眼睛同樣高度處。身為「監管者的監管者」，松果體在身體功能的各個方面都扮演著重要角色，包括：執行功能、生殖、生長、體溫、血壓、活動能力、睡眠、情緒、荷爾蒙調節、免疫力、抗老化等。

松果體會影響其他化學訊息傳導物的分泌，包括：神經傳導物質、腦內啡、荷爾蒙和二甲基色胺（DMT）等。其中，二甲基色胺是與松果體的暱稱「第三隻眼」有關的催化劑，被認為可促成意識與直覺的更高狀態。

前面提到，松果體負責產出褪黑激素。當人眼的視網膜偵測到黑暗時，便會向松果體發出訊號，要求釋出褪黑激素，告訴身體該準備睡覺了，也因此與生理節奏息息相關。透過解剖甚至發現，松果體本身就有感光受體。

不過，松果體是大腦最脆弱的部分之一，生活中的毒素、壓力源或電磁場都會強烈影響松果體，減少褪黑激素的產生，進而損害我們的健康。松果體對化學物質是如此地敏感，以致於有些假設認為暴露於現代毒素下，已導致松果體縮小。這些說法提及，吠陀時代印度大師們的松果體有檸檬大小，但當今人類的松果體只有豌豆般的尺寸。

松果體受損的症狀包括：

- 心理健康問題，尤其是季節性的症狀。
- 憂鬱
- 焦慮
- 情緒障礙，如偏執、悲觀與憤怒。
- 神經系統疾病，如失智症、癲癇和帕金森氏症。
- 荷爾蒙問題，如生育能力、月經週期和排卵的變化。
- 生理節奏受損。可能是睡太多或太少、三更半夜感到活躍且煩躁，以及在奇怪的時間覺得想睡。
- 記不得做過的夢
- 過度分析的傾向
- 頭痛、噁心及嘔吐。
- 在感覺方向或空間時出現困難
- 體重難以降低

大腦中的松果體

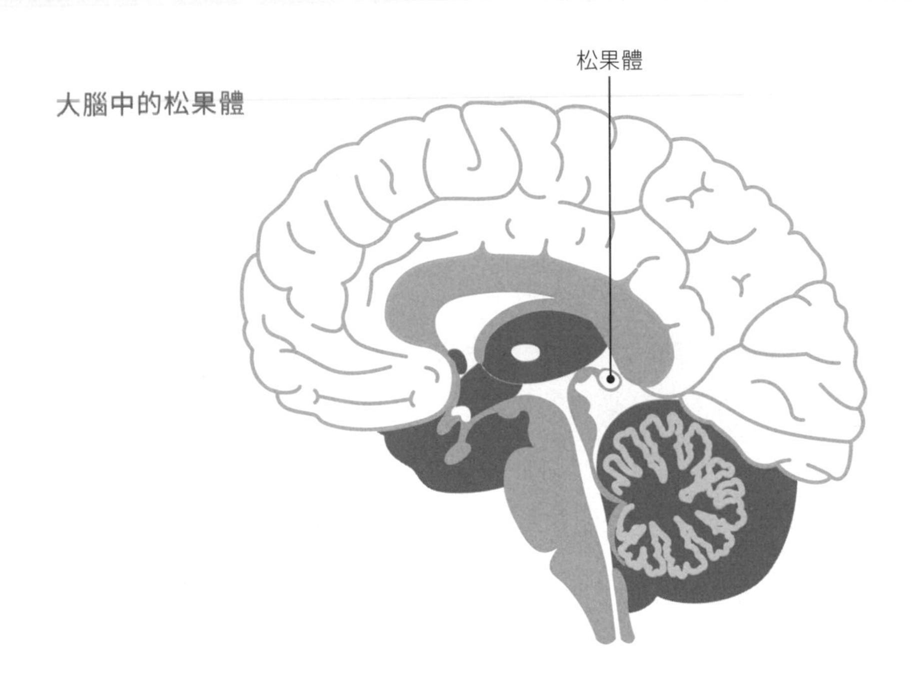

環境毒素如何傷害松果體

不同於大部分的其他大腦部位，血腦屏障並不會保護松果體。相反地，松果體接受的血流量還非常大，僅次於腎臟，這使得松果體很容易受到以下這些環境毒素的影響或傷害。

- **鋁**

存在於許多食品、藥品、個人護理產品，以及一些疫苗中的鋁，對大腦來說是有毒的。鋁會破壞松果體本身及其產生褪黑激素的能力，並導致退化性疾病。此外，鋁也會削弱松果體排毒及排除金屬的能力，造成惡性循環，使金屬更容易被大腦吸收。

- **氟化物**

存在於飲用水和牙膏中的氟化物若攝取過量，會堆積於松果體，並在其周圍形成一層磷酸鹽晶體硬殼。松果體鈣化會危害褪黑激素的產生，並加快神經退化性疾病的進展與老化速度。

- **草甘膦**

在農達除草劑（Roundup，台灣俗稱「年年春」）中含有此一活性成分，被認為與體內褪黑激素濃度偏低有關。一般認為，草甘膦會損害腸道微生物並耗盡褪黑激素前體（如色胺酸和血清素），因此影響褪黑激素的合成。此外，草甘膦會包覆鋁，讓被吃進人體的鋁繞過腸道，更容易接觸到身體。草甘膦會在促進鈣質吸收的同時，讓鋁以模仿鈣的方式進入細胞。進入細胞的鋁，可能會導致松果體的鈣化。

- **電磁場**

暴露於電磁場之中會對松果體的功能造成負面影響，並且抑制人體內的褪黑激素濃度。這可能是因為松果體將電磁場感知為光線，於是便減少了褪黑激素的產生。

壓力對松果體的影響

做為睡眠荷爾蒙的褪黑激素，與有助於保持警覺的壓力荷爾蒙皮質醇之間，有著拮抗關係。換句話說，當體內的皮質醇濃度高時，褪黑激素的濃度便低。這在白天不成問題，但倘若皮質醇濃度在夜間升高，便會使得褪黑激素的產出減少，使人更難入睡。

慢性及長期壓力，會驅使腎上腺過度產生皮質醇，擾亂皮質醇與褪黑激素在人體的自然節奏。在自然狀況下，人體內的皮質醇濃度應該要在早上醒來時最高，在白天期間漸漸減少，這樣我們才能在就寢時感到睏倦而入睡。若你因為壓力源和焦慮的驅使，反而在晚上活躍、在早上覺得遲緩的話，那麼皮質醇模式就是相反的。

> 缺乏陽光、長期處於黑暗中、不良的飲食或對營養吸收不良等，都會損害我們的松果體，並影響我們產生褪黑激素的能力。要幫助身體恢復平衡，就必須治癒松果體，並為之妥善排毒。

使用精油，找回生理節奏

在美國，有些人會使用褪黑激素補充劑做為助眠劑。這在短期內或許有幫助，但無法治癒松果體，健康的松果體應該要能自己製造出褪黑激素才對。

精油能幫助松果體回歸其與生俱來的智慧，並自然釋出更多的褪黑激素。以精油活化松果體，有助於避免、甚至可能逆轉因暴露環境毒素和壓力所造成的傷害。

透過嗅吸和塗抹精油，能有效活化松果體以產生褪黑激素。正確的精油有助於觸發褪黑激素的自然釋出，並實際引導松果體回復其正常功能。

藉由治癒松果體，你可以睡得更深沉、再次做夢並記住夢境內容、恢復記憶、思緒清晰、重新感受到活力，並能因此而做出更好的決定。此外，當褪黑激素恢復正常，也能提升你排毒與面對慢性疾病的能力，並延緩老化的過程。

認識大腦排毒

健全的松果體和正常分泌的褪黑激素，讓我們擁有良好的睡眠。而在我們睡著的時候，大腦還會透過膠狀淋巴系統進行排毒。

膠狀淋巴系統是大腦的廢物清除系統，能幫助移除毒素並維持大腦健康。每個夜晚，當我們沉睡時，大腦會實際縮小並騰出空間，讓腦脊髓液流動，洗淨大腦，再沿著頸部的淋巴管往下排出，透過血液到達肝臟、膽囊和腸道，將廢物徹底清除。

在大腦進行清除作業的同時，淋巴系統會與循環系統合作，將適當的營養帶往大腦，以修復毒素造成的損傷。這能遏止神經的退化與疾病，是人體最被低估卻極為關鍵的機制之一。

大腦如何排毒？

大腦有兩種主要的排毒方法：一種是褪黑激素（請見P.66），另一種是會從大腦實際清除包括β類澱粉蛋白等廢物和細胞垃圾的膠狀淋巴系統。

膠狀淋巴系統是什麼？

膠狀淋巴系統發現於2012年，也稱為神經膠質依賴性淋巴系統，其名稱源自神經膠質細胞（大腦的免疫細胞）和淋巴系統的交互作用。

神經膠質細胞會與淋巴系統合作，以一種全面清掃的方式，讓腦脊髓液掃過夜間收縮的大腦組織，清洗腦細胞，並將細胞殘骸沿著頸部往下帶，再透過平行於迷走神經的淋巴管排出身體。除了清除大腦廢物，膠狀淋巴系統還能幫忙將營養散布至整個大腦，並讓有助於認知健康的去甲腎上腺素等荷爾蒙循環。

必須特別留意的是，我們的大腦必須處於深度睡眠狀態，才能啟用膠狀淋巴系統的功能。當人清醒時，大腦在積極地處理日常狀況，無法關機並進行這樣的深度清潔。

膠狀淋巴系統相當纖細，容易受傷也容易被擾亂。當相關功能中有任一者受損或阻塞，或是隨著年齡增長造成系統逐漸減速，都可能導致需要代謝的垃圾堆積在大腦裡，造成發炎與神經退化性疾病。舉例來說，一般認為，無法順利代謝的β類澱粉蛋白會造成阿茲海默症，因為多餘的β類澱粉蛋白會結成一團，形成聚集在腦細胞之間的斑塊，擾亂細胞的溝通與運作。

支援大腦排毒是我們能為自身健康所做的最重要事情之一。這表示我們不僅要達成最佳睡眠，好讓大腦能縮小以便清洗，還必須進一步確保毒素的出口路線（即頸部）不被阻塞，這樣毒素才能利用夜間的清掃時間，順利離開大腦。

膠狀淋巴系統是怎麼運作的？

要瞭解有哪些東西會擾亂我們的膠狀淋巴系統，就必須先瞭解腦細胞是如何與淋巴系統合作。

神經膠質細胞是大腦的免疫細胞，它會保護、滋養、隔離神經元，並幫助清除廢物。有一種特殊類型的神經膠質細胞被稱做星狀細胞，它具有名為水通道蛋白4（aquaporin-4）的受體，能促進流動，並推動大腦的廢物排除。水通道蛋白的存在，有助於調節液體進出細胞的流量，比起單純的擴散，可促使滲透性增加三到十倍。

淋巴液是一種無色液體，循環於全身，負責清除細胞間隙中多餘的液體和廢物。在神經膠質細胞的引導下，淋巴液會帶著大腦清除出的廢物，並沿頸部往下移動，進入淋巴系統，細菌與病原體等會在其中被中和及消除。

用精油打開大腦排出路徑

精油中的化合物能夠移動重要的液體與能量，藉此幫助植物維持健康。它們會將水從根部輸送至葉片，而在人體內也可以發揮類似的功能，亦即幫助移動能量、沖洗掉病毒和重金屬等毒素，並避免淤塞。精油有助於打開我們體內如淋巴、循環系統中的排出通道，改善能量與毒素在血液中的流動狀況，使之進入解毒器官，然後再排出人體。

一份刊登於《科學》雜誌的報導提出，某些類型的麻醉劑，或是會降低對疼痛敏感度的物質，能夠大幅增加腦細胞之間的空間，讓液體能夠更輕鬆順暢地流動，以幫助清洗大腦。

丁香、尤加利、薰衣草、茴香、黑胡椒和胡椒薄荷等精油，都具有鎮靜和麻醉的屬性。使用丁香酚含量高的丁香精油可大幅減少麻醉誘導所需的時間，同樣地，茴香精油和薰衣草精油中的特定成分，也具有急性的局部鎮痛效果。

沿著頸部，排除大腦毒素

人的頸部是大腦與身體相接的關鍵交會處。氧氣、營養及訊號在大腦與身體之間，透過穿越頸部的神經、淋巴、血管和脊髓傳遞（請見P.84）。

頸部的阻塞會妨礙移動，導致好東西進不來，壞東西出不去。而且，任何在迷走神經、淋巴結、血管或頸部肌肉中的發炎，都會阻擋在其他系統中的移動，並讓腦脊髓液無法從大腦流出。新鮮的含氧血液，也只在血液與淋巴液都正常流動時才能進入大腦。

頸部阻塞會妨礙毒素排出

頸部的淋巴或血流一旦堵塞，就會導致腦部的液體和壓力累積。甚至，如果毒素在流動而且又無法離開大腦的話，便會在大腦裡一再循環並改變位置，有可能造成更多的發炎及損傷，導致如頭痛、疲勞、腦霧、眩暈、頭暈、耳鳴、視力模糊等症狀，以及如焦慮、憂鬱等情緒變化。

慢性病專家迪特里希．克林格哈特博士曾對病患進行頸部超音波檢查，並注意到了慢性病與迷走神經、淋巴組織及血管中的發炎有著明顯的關聯性。

他以精油搭配其他外用治療劑（蓖麻油、CBD油）試圖讓頸部通道的排出路徑恢復順暢，結果發現包含迷走神經在內各個頸部通道的發炎狀況顯著減少，這與改善健康密切相關。

正如先前關於迷走神經健康的討論（請見P.48），我們必須確保頸部功能處於最佳狀態，才能幫助大腦達成更好的排毒效果，並改善針對大腦的氧氣、營養與訊號輸送。

頸部的排除通道

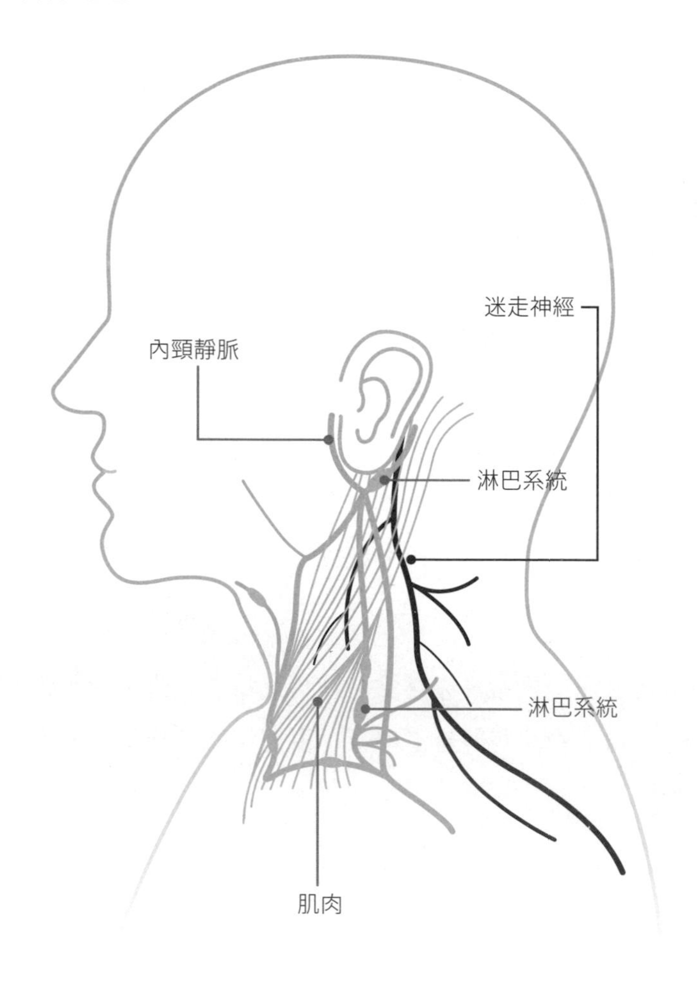

淋巴系統的作用

淋巴系統散布於人體的每一個部位，透過淋巴管輸送淋巴液。淋巴液是一種抗感染液體，經由淋巴管循環於龐大的組織與器官網路，並通往位於扁桃腺、腹股溝、脾臟及腋窩的淋巴結。我們的淋巴結具有預先替肝臟過濾毒素的作用，可以防止肝臟超過負荷。

一旦身體出現感染，淋巴結就必須更努力地工作，以濾除可能導致腫脹的細菌和病毒。此外，淋巴系統也會協助將營養、氧氣、荷爾蒙和其他具治癒效果的物質帶入每個細胞。

> “淋巴系統是人體的化糞池，負責執行重要的排毒與免疫功能。淋巴系統會從細胞之間的空間吸取多餘的液體、毒素和廢物，通過一系列淋巴管與淋巴結進入血液，以便運送至肝臟。”

淋巴系統有可能因為阻塞或停滯，導致毒素累積。不同於心血管系統，淋巴系統不具有像心臟般的中央幫浦，因此淋巴液只會隨著肌肉的擠壓移動。

淋巴液一旦停滯下來，便會在淋巴系統造成淤塞，使廢物積聚，也讓過多的毒素累積。而淤塞的可能原因，包括：酸性、動物性蛋白質、麩質、感染、毒素等導致身體需求超過淋巴系統的負荷，或是結締組織沾黏（例如傷疤）。

淋巴液越能順暢流動，就能越快將毒素排出身體。

反之，如果試圖在淋巴系統阻塞時替身體排毒，往往會導致頭痛、肌肉痛、皮膚起疹子及焦慮等的身體不適。其他的淋巴阻塞的症狀還包括：疲勞、腦霧、淋巴結或扁桃腺腫脹、經常性地感冒或感染流感、喉嚨痛、鼻竇充血、便秘，以及體重增加。

精油可用於幫助刺激並增強淋巴的流動與組織液的循環。尤其是胡椒薄荷和綠薄荷，以其清涼鎮靜和抗發炎的特性聞名，也對淋巴的流動有正面影響，若在使用時若能搭配三溫暖、乾刷皮膚或彈跳動作的話，效果更佳。

循環系統提供輔助

膠狀淋巴系統會沿著動脈移動，並順著頸部靜脈排出。通過靜脈和動脈的血流會以有節奏的擴張與收縮，驅動從大腦排出的流體運動。而通過靜脈或動脈的血流若是過於緩慢或受阻，便會妨礙毒素排出。

> 我們的循環系統也控制了進出大腦的血流，並利用循環中的血液脈動，來幫助體內物質持續移動。

如果靜脈和動脈狹窄、鬆弛、有疤痕或畸形，血流受到限制，就會產生壓力並阻礙毒素從大腦中排出。舉例來說，高血壓等疾病會導致血管失去彈性，變得越來越硬。由於動脈壁有規律的搏動會驅動膠狀淋巴系統，所以這樣的硬化會阻礙其功能。事實上，研究人員已證實，高血壓引起的動脈硬化會妨礙身體有效率地清除大腦中的大分子，例如 β 類澱粉蛋白。這項發現可能有助於解釋血壓升高與認知衰退和失智之間的連結。

避免頸部區域的感染

頸部區域的感染，包括鼻竇腔或扁桃腺，會使頸部發炎並阻止毒素在我們吞嚥時從喉嚨後部往下正常排出。

若鼻竇通道被阻塞或無法有效排流，則壓力便可能導致發炎與充血，並造成頸部疼痛。而所有離開大腦的廢物都會通過扁桃腺，如果扁桃腺堵塞或感染，就會變成像是淋巴系統上的水壩般，使得大腦的膠狀淋巴系統無法正常排流，也可能會感染鄰近的迷走神經。

此外，靜脈也可能成為感染的目標。頸部感染所引起的頸部靜脈發炎，會限制流入及流出大腦的血流，當血液往上回流至大腦與脊髓，便可能引發壓力與發炎現象。病毒或寄生蟲也可能停留在靜脈系統或頸靜脈的內膜或內皮中，造成阻塞。

頸部相關的阻塞，能藉由以下三個步驟搭配精油，得到緩解。

1. 維持迷走神經健康

迷走神經從我們的頸部兩側往下延伸（請見P.35），在那附近的感染可能會被帶入神經，導致發炎，並危及頸部通道的液體流動。以丁香精油搭配萊姆精油局部塗抹於迷走神經，可改善感染與排流。

2. 利用油拔法清潔口腔

油拔法可以將細菌的脂肪膜吸引至油的脂肪上，並將躲藏在牙齦縫隙中、牙齒內部或齒縫間的細菌徹底吸出。做法是將1到2茶匙的食用油（例如椰子油或芝麻油）含在口中或進行漱口的動作，讓油充分接觸到牙齒及牙齦，就像使用漱口水時一樣。以油漱口持續10到20分鐘後吐出，能將雜質洗出口腔。請注意不要把漱後的油吞入。

在例行的油拔程序中加入丁香、肉桂或胡椒薄荷等精油，能進一步提升其效益。丁香精油中的丁香酚有助於降低疼痛與發炎。一項發表於《牙科醫學期刊》（Journal of Dentistry）的研究發現，丁香酚在減低疼痛、發炎及感染方面，比鎮痛牙膏更有效。

經營健康生活網站Wellness Mama的凱蒂．威爾斯（Katie Wells）提供了油拔專用的精油咀嚼冰塊的做法。將約120ml的椰子油混合30滴精油，倒入矽膠製的糖果模具中，放入冰箱冷凍後便可以每天使用。每次使用時，將一塊咀嚼塊放入口中，10至20分鐘後把油吐掉，別吞下去即可。

（註：用於皮膚的安全劑量，丁香為0.5%以下；肉桂為0.05%；胡椒薄荷 5.4%以下。請注意以上為「健康皮膚」的安全劑量。而口腔內為黏膜組織，更加敏感。若用於油拔法，建議洽詢芳療師後使用。）

3. 保持脊椎對齊

為了最佳化進出大腦的高速公路，確保包含頸椎在內的脊椎對齊非常重要。頸椎撞擊、腦震盪等傷害，或是創傷性的腦損傷等，都會對淋巴排流和其他健康問題帶來負面影響，因為我們的脊椎是連接大腦與周邊神經系統的主要通路。

除了頸椎本身，像是在顳顎關節（TMJ）障礙等病症下的下頜對齊或錯位等結構性問題，或是下頜關節疼痛，也會影響淋巴的排流狀況。下頜的抽吸動作能在我們每次吞嚥時，實際協助淋巴液的移動。在夜晚磨牙或咬牙，是身體在睡眠時過度補償以及試圖輔助排流的一種方式。

你可以選擇值得信賴的脊椎按摩，並在療程後將結構性對齊複方精油（請見P.239）塗抹於局部皮膚，協助維持校正後的狀態。這樣的複方精油又被稱做「瓶子裡的整脊師」。

身體的排毒系統

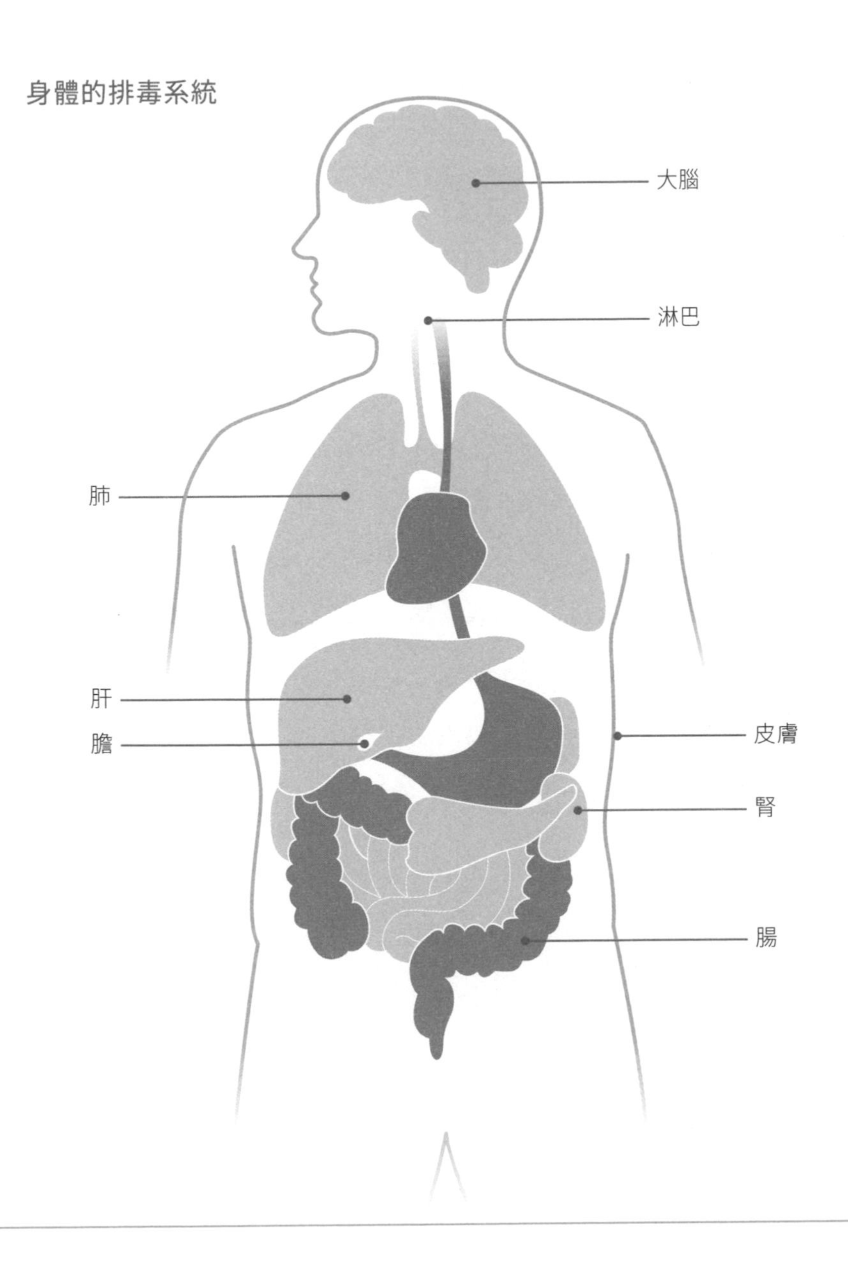

為身體排濕化淤

老廢物質與毒素從大腦往下通過身體的液體輸送，就像是小溪流入大河，且最終會流入大海。只要水路通暢，沒有被原木或沉積物堵塞，物質就會順利流動。然而，當過程遭受阻塞時，水便會逆向倒流，淹沒周遭地區並造成損害。

一旦從大腦排出的毒素通過了頸部通道，就會繼續在血液中往下流動，通過肝臟、到達膽囊，並進入膽汁，然後透過腸道運輸毒素，最後以糞便的形式排除。只要毒素朝著正確的方向流動，而且沒有遇到堵塞的組織或淤塞於器官中，就會被排出體外。

鬱血性肝病變、膽汁鬱滯等排毒路徑中的阻塞，都會妨礙毒素的排除。原本該透過前述路徑排出的毒素，被推回至血流中，並強迫透過皮膚、腎臟等其他排毒路徑排除，導致黑斑、結痂、起疹子、頻尿、腰部疼痛等狀況。

什麼是毒素？

毒素指所有會在人體內製造出刺激或有害作用的物質，包括：未消化的食物（脂肪或蛋白質等）、過多的荷爾蒙（如雌激素）、增生的酵母菌或其他消化問題。毒素會限制細胞的運作能力，因此人體會將毒素存放在脂肪中，以避免造成傷害。

體內毒素表現出的一些症狀，包括：疲勞、便秘、脹氣、口臭、頻繁感染、荷爾蒙失衡、情緒波動、憂鬱、皮膚問題、循環不良及黏液堆積等。而特定的精油可支援排毒過程，使用成分正確的複方精油，將可以：

- ☑ 支援器官的功能與活力
- ☑ 藉由支援身體清潔組織並消除廢物的能力，改善主要排除路徑的功能。
- ☑ 減少發炎
- ☑ 刺激白血球以幫助清除體內毒素

用精油打通排毒路徑

排毒路徑會將毒素排出體外。消化、泌尿、皮膚、循環、呼吸和淋巴系統等路徑，都必須流動並保持最佳狀態，才能開始移動毒素或殺死病原體。如果排毒路徑被堵塞或停滯，移動中的毒素便可能被重新吸收，這可能讓我們感覺更糟，就好像得了流行性感冒一樣。這種狀況常被描述為「排毒反應」或「治癒危機」，其實它真正的意義是：毒素並未離開身體。如果發生這種狀況，你可能需要先暫停排毒工作，並打通排毒路徑。

在打通、強化及支援這些排毒路徑的方面，精油發揮格外強大的作用。透過局部塗抹的方式，能避免對可能受損的消化系統造成額外負擔。精油的成分會在植物內輸送重要的液體與能量，藉此幫助其植物維持健康。精油用於人體時，也會執行類似的功能，協助移動液體並避免淤塞。在皮膚的特定位置塗抹精油能夠直接、快速地活化能量流。精油分子的微小尺寸讓它們能夠被輕易地吸收進器官，並促進毒素的定向流動。

輔助肝臟

在人體的代謝工作中，肝臟扮演了最重要的角色——它負責過濾出血液中的毒素，並中和毒素以利排除。肝臟組織是由大量的肝細胞組成，其中有許多膽管與血管穿過，執行多種代謝功能。支援肝臟的活力能大幅增進一個人的排毒與治癒能力。

可以刺激並調理肝臟的精油包括：胡蘿蔔籽、德國與羅馬洋甘菊、絲柏、葡萄柚、薑、永久花、杜松、檸檬、胡椒薄荷、迷迭香（馬鞭草酮迷迭香、樟腦迷迭香）、綠薄荷，以及薑黃（更多詳細資訊請見P.216）。

幫助肺臟祛痰

有些精油能幫助黏液排出體外，並支援呼吸系統排毒。可輔助呼吸道的精油包括：甜羅勒、雪松、快樂鼠尾草、絲柏、澳洲尤加利、乳香、牛膝草、甜馬鬱蘭、沒藥、香桃木、松樹、羅馬洋甘菊、迷迭香和檀香。

幫助腸道通便

腸道是以糞便形式代謝體內毒素的重要排毒路徑。可刺激消化程序、腸道蠕動及腸道排毒的精油包括：丁香與萊姆複方精油，還有茴香、薑、胡椒薄荷、迷迭香，以及綠薄荷。

促進皮膚發汗

肌膚排汗也是排毒的方式之一。以促進發汗為人知的精油包括：歐白芷根、肉桂、豆蔻、丁香、澳洲尤加利、德國洋甘菊、薑、永久花、胡椒薄荷、迷迭香、綠薄荷、百里香及西洋蓍草。

幫助腎臟利尿

可以協助腎臟，促進排尿及排泄的精油包括：黑胡椒、茴香、天竺葵、葡萄柚、杜松、檸檬、橘子及甜橙。

幫助子宮通經

透過有通經效果的精油，能刺激月經。可促進月經健康，並透過血流將毒素帶至體外的精油包括：歐白芷根、羅勒、錫蘭肉桂、快樂鼠尾草、德國與羅馬洋甘菊、茴香、薑、茉莉、杜松、薰衣草、甜馬鬱蘭、沒藥、胡椒薄荷、玫瑰及樟腦迷迭香。

促進膽道／膽囊功能

藍艾菊及黑種草等精油可幫助促進健康的膽汁流動，並緩解膽囊阻塞。

增強全身淋巴系統

可促進淋巴系統發揮清潔作用的精油包括：歐白芷根、絲柏、茴香、乳香、天竺葵、葡萄柚、杜松、檸檬、玫瑰草、胡椒薄荷、綠薄荷、貞潔樹果及依蘭依蘭。尤其清涼又有鎮靜效果的胡椒薄荷，有助於強化淋巴的流動。此外蓖麻油也能幫助淋巴流動，你可以將它塗抹於肝臟、頸部兩側，或是搭配精油塗抹於腳底。

淨化血液

精油有助於血液的淨化與排毒、可刺激白血球以清除體內的代謝廢物和毒素。清除受損細胞的過程稱為自噬作用，能幫助我們再生出新的健康細胞。自噬作用可支援淋巴系統代謝毒素、減少由環境刺激物及毒素和病原體所引發的發炎狀況，並對細胞間溝通與改編細胞以恢復健康上相當重要。研究已發現，佛手柑精油有助於活化肝臟和大腦中的自噬作用。此外其他具血液淨化功能的精油還有絲柏、茴香、葡萄柚、杜松、檸檬和迷迭香。

減少發炎

精油能幫助鎮靜及舒緩體內與腦部的發炎狀況。這有助於緩解組織的阻塞，並強化將毒素代謝。尤其是薑精油，已被證實具有調節發炎的屬性。而其他有助於減少發炎的精油是丁香與萊姆的複方精油，以及包含蒔蘿、乳香、薑、葡萄柚、龍艾、依蘭依蘭的複方組合。

> “特定精油會與不同的器官產生共鳴，並促進大腦與肝臟、膽囊、淋巴、皮膚、腸道、腎臟等排毒系統的溝通，以達成排毒與代謝的目的。”

人體最重要的排毒器官——肝臟

肝臟藉由儲存與釋出血糖、消化食物及吸收營養等方式，管理人體的能量。肝臟會產生膽汁，膽汁可分解脂肪以利吸收，並將廢物以糞便的形式排至體外。肝臟也會合成胺基酸，並促進骨骼與肌肉生長。

過高的毒素與壓力會使肝臟無法負荷，連帶影響其處理毒素的能力。當肝臟變得遲緩且無法排除毒素時，毒素會在體內累積，導致系統性的中毒、慢性發炎，還會耗盡身體所儲備的營養。

肝臟排毒通常需要從飲食調整著手。避免攝取對肝臟來說較難處理的食物；包括：糖、咖啡因、乳製品、精緻穀類與加工食品。這樣的調整能讓我們的消化系統和肝臟喘口氣，有時間處理先前超載的工作並稍事休息。一旦減少了進入人體的代謝負荷，肝臟便能解決積壓的毒素。

肝臟負擔過重的跡象

肝臟缺乏疼痛受器，這使得我們很難知道它什麼時候在痛苦掙扎且需要支援。幸好，由於肝臟和人體許多功能密切相關，當肝臟出現問題時，往往會表現在其他地方，包括：

- **極度疲勞**

當肝臟承受壓力時，疲勞是很常見的症狀。肝臟負責管理血糖，而血糖能夠維持人體的能量水平並對抗疲勞。當壓力過大時，在調節血糖上可能會沒那麼有效率，便導致人感到經常性的疲勞並渴望糖分。

- **雌激素失衡或經前症候群（PMS）**

肝臟可幫助平衡荷爾蒙、排毒並消除多餘的雌激素。若肝功能受損，多餘的雌激素就可能被身體重新吸收，導致如經前症候群、乳房脹痛、經血過多、情緒低落及體重增加等症狀。

- **脹氣與放屁**

肝臟功能不良會妨礙膽汁流向腸道，打亂腸道中益菌的平衡。當壞菌菌叢取得主導地位，人就會便秘，無法排除毒素的同時，也會有放屁和脹氣的問題。

▪ **對化學物質敏感或過敏**

肝臟會分解過多的組織胺。如果肝臟運作遲緩，組織胺就會在我們體內累積，導致我們對氣味、化學物質和食物的敏感性提高。研究顯示，膽汁流量受損者血液中的組織胺含量明顯較高。

▪ **皮膚搔癢**

肝臟受損時無法順利排毒時，身體會轉而藉助皮膚進行代謝，可能導致搔癢問題。

▪ **瘀血及流血**

肝臟會產生協助受傷時血液凝固的蛋白質，但當肝臟功能消退時，可能會更容易出現瘀青或瘀血的狀況。

實際上，肝臟能產生好幾種凝血因子，而這些凝血因子都會在肝臟受損時開始消失。

▪ **浮腫**

當肝臟無法完成它該做的工作時，人體就可能會將水分留在腹部或腿部，造成浮腫。

▪ **睡不好**

肝臟會在我們睡覺的時候，對血液中的有害物質進行過濾與解毒處理，這個作用在凌晨1點到3點（通常在凌晨3點達到最高峰）間最為活躍。

如果你經常在這個時間帶突然清醒過來，通常代表肝臟負荷過大。

▪ 對食物或藥物有不良反應

約瑟夫．皮佐諾（Joseph Pizzorno）博士在其著作《環境毒害：九週排毒計畫，終結生活毒害》中提出，對食物、藥物或毒素的任何不良反應，都可能代表你的肝臟需要更多的支援。

這些反應包括對亞硫酸鹽食品添加劑（來自沙拉吧、葡萄酒或果乾等）的不良反應、咖啡因不耐症、吃過蘆筍後的尿液臭味強烈，以及吃過大蒜後身體不適等。

肝臟與情緒

除了排除各種身體代謝產生的毒素，肝臟也會受到有毒的情緒影響，這些情緒毒素可能表現為：

- ☑ 感覺焦躁易怒或不耐煩
- ☑ 不恰當的憤怒情緒，例如暴怒。
- ☑ 反應過度、失控發飆或無法放手讓事情過去。
- ☑ 感覺沒人在聽自己講話、沒有被愛的感覺、感覺不被認同或無法對自己或他人誠實。
- ☑ 怨恨、沮喪或痛苦的感受。
- ☑ 好論斷、過份挑剔、挑毛病或抱怨。
- ☑ 想控制情況的感覺、霸道或是愛指揮他人。

其他重要的排毒器官

除了肝臟，輔佐脂肪分解的膽囊、前面介紹過的淋巴系統、腸道等，都會通力合作，完成人體必須的排毒工作。

膽囊

我們的膽囊負責貯存、釋出及濃縮肝臟產生的膽汁，這種液體可幫助人體分解脂肪，並將毒素和老舊荷爾蒙帶出體外。在理想狀態下，膽囊會把膽汁釋放到小腸中，分解脂肪以幫助身體吸收，最後隨著糞便被排出體外，而當身體排除膽汁時，也會排除它所攜帶的毒素。不幸的是，慢性壓力、環境毒素、荷爾蒙、脂肪含量過低或過高的飲食等，都會導致膽汁變得濃厚、黏稠而停滯不動，損害其流入小腸並離開人體的能力。

如果毒素無法離開身體，便可能被重新吸收，增加身體負擔，並導致荷爾蒙失衡與膽囊問題。膽汁鬱滯的常見症狀包括：暈車及暈船、眼睛上方的輕微頭痛、肩胛骨間疼痛，以及各種脂肪消化不良的跡象；如長期的頭髮與皮膚乾燥、糞便浮起、腹瀉或糞便顏色偏綠等。

黑種草籽油對於膽囊和恢復健康的膽汁流動特別有益，因為黑種草籽中的化學成分硬脂酸是一種可結合水與油的理想乳化劑。

淋巴系統

淋巴系統是輔助人體循環系統的補充系統，能將細胞廢物運送至血液中，以便處理並排出體外（更多介紹請見P.204）。

腸道

腸道在排毒與免疫健康方面扮演著重要角色，它提供了實質屏障，阻止病原體進入我們的身體，並維持益菌的平衡，進而保持平衡的腸道環境。

消化過程中的排毒作用正常與否，取決於腸胃道黏膜的完整性，以及精確的細菌與化學環境平衡。腸道菌叢的失衡與腸壁的損傷，會讓未消化的食物和其他污染物滲漏至血液中。而同樣地，規律與健康的排便能幫助毒素離開身體。更多關於維護腸道屏障的資訊，請見P.220）。

皮膚

皮膚是人體最大的器官，同時也是主要的排除路徑。我們的身體每天都會透過皮膚排除接近半公斤的廢物。汗腺是皮膚的關鍵通道，可以支援任何來自肝臟或腎臟的毒性溢流。

面皰粉刺、酒糟鼻（玫瑰斑）、牛皮癬、起疹、皮膚乾燥、搔癢等皮膚反應，往往代表了肝臟和腎臟目前所處理的毒素已超出身體所能負荷。當肝臟無法處理毒素時，我們的毛孔便會開始奮力地以排汗的方式將廢物排出。

流汗療法可追溯至美洲原住民的汗水小屋、北歐的三溫暖，以及羅馬浴和土耳其浴。而最近的研究證實了其中的好處，研究人員也在劇烈運動後的汗水中發現了重金屬等毒素的存在。另外脂溶性的毒素，例如雙酚A（BPA）等內分泌干擾物，也能夠隨著汗水排除。

來場排毒浴吧！

要透過流汗療法排毒時，我個人最愛的方法是洗個加入了瀉鹽、小蘇打和幾滴薰衣草或丁香精油的排毒浴（完整配方請見P.209）。丁香精油能幫助毒素從皮膚排出，但務必記住，油水不相容，所以要先將精油與鹽混合，才能確保精油可均勻分布於水中。此外水要在你能夠忍受的範圍內盡量熱一點，並試著浸泡至少20分鐘，每週最好泡三到四次。

透過皮膚來支援排毒路徑，可減輕其他像是肝臟和腎臟等排毒器官的負擔。這對腎臟尤其有幫助；因為腎臟相對脆弱，很容易因過度使用而損壞。

腎臟

我們的腎臟是兩個豆子狀的器官，在排毒作用中扮演著極為重要的角色。腎臟最主要的功能是淨化血液，並透過排尿來幫助身體移除廢物，而當肝臟工作過度時，腎臟就會立刻替補。

此外，腎臟會調節我們體內液體、血壓的平衡，以及藉由選擇性地濾除或保留各種礦物質和電解質保持身體的酸鹼平衡。腎臟控制了所有細胞中的液體的份量、成分結構與壓力，而血液以最高的壓力流經腎臟，過濾出毒素，並將營養物質再次送往需要它們的地方。

當腎臟工作過度時，我們會感到腰痛、需要更頻繁地排尿、眼睛周圍浮腫及腳和腳踝腫脹等症狀。

前面提到皮膚和腎臟會支援肝臟的排毒功能，而當這兩者也無法完成工作時，身體就會把毒素存放在脂肪細胞裡，以避免毒素回流至如大腦等重要器官。當這種狀況發生時，我們可能會出現體重增加、疲勞及腦霧的症狀。身體會盡一切努力——包括為整個身體結構增加額外重量——好將毒素移出血液，以保護重要器官。

STEP3

為大腦注入能量以治癒

我們的大腦，
包含了人體內最密集的帶氧血管網路。
雖然只占了一個人總體重不到2%的重量，
卻消耗人體大約20%氧氣的攝入量。
如此高度的氧氣需求，
讓大腦在氧氣濃度減少時，
非常容易受到損傷。

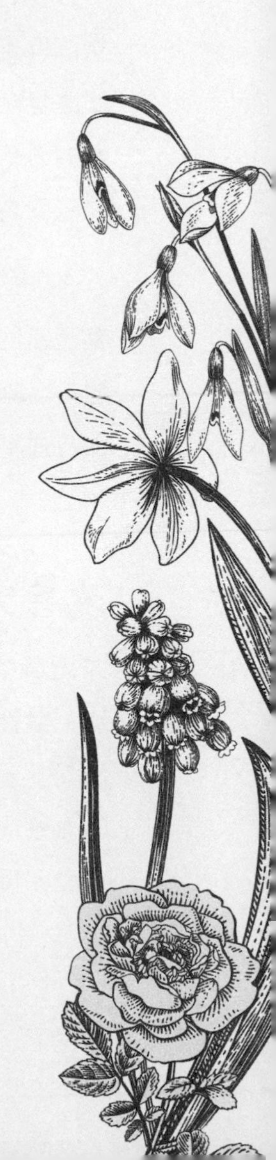

循環與大腦

你是否腳很冰冷，需要穿著襪子睡覺？是否有時覺得記憶力衰退或無法像過去一樣好好思考？你的手腳是否有靜脈曲張、或是會有刺痛的感覺？這些身體狀況，都可能是循環不良或身體末端缺乏血流及營養的跡象。有個簡易的辦法，可評估一個人的循環是否健康，那就是比較看看手指、腳趾和鼻頭的溫度，是否低於身體的溫度。

人體的循環系統由心臟、血液、動脈和靜脈組成。為了將氧氣和營養豐富的血液輸送至大腦，同時將毒素與廢物帶到腎臟與肝臟以排出體外，健康的循環極為重要。精油能透過維持健康的心率變異性、血流及血壓，來支援良好的循環。

改善大腦血流

循環系統控制了進出大腦的血流。若無法供應富含氧氣的健康血液，腦細胞便會死亡，然而，血液要能抵達大腦，必須抵抗重力、逆流而上。還有許多因素會影響健康血液流往大腦，包括：過高或過低的血壓或血糖、吸菸、酗酒、慢性發炎、甲狀腺功能低下、糖尿病、貧血、慢性壓力和高齡等。

大腦不具有疼痛受器，故血液與氧氣流量不佳的症狀，往往以精神疲勞的形式來表現，例如：難以專注、記憶力差、憂鬱等。全身血流狀況不佳的症狀可能有手腳及臉部冰冷、不健康的指甲、頭髮稀疏、勃起功能障礙等，這些跡象也同時表示流往大腦的血液可能減少。其他可能的症狀還有頭痛、眩暈、頭暈和失眠。

腦部的血流循環不良可能與以下疾病有關：

- ☑ 認知功能障礙與腦霧
- ☑ 慢性疲勞症候群
- ☑ 失智症
- ☑ 帕金森氏症
- ☑ 阿茲海默症
- ☑ 憂鬱症
- ☑ 創傷後壓力症候群
- ☑ 焦慮
- ☑ 強迫症（OCD）
- ☑ 恐慌症
- ☑ 創傷性的腦損傷
- ☑ 萊姆病

大腦的血流

循環系統控制了進出大腦的血流，而腦細胞需要富含氧氣的健康血液供應。

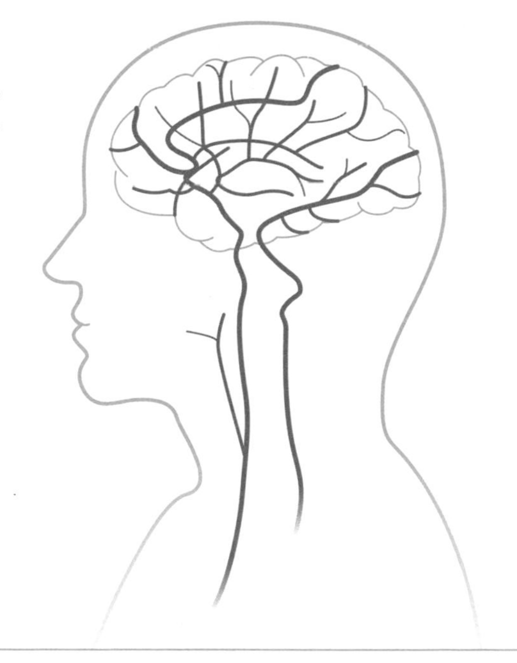

帶來治癒的氧氣

氧氣有助於加快身體的恢復與治癒過程。透過增加血流，能提升大腦可用的氧氣量，並改善我們的情緒、精力及腦袋的清晰程度，同時降低失智風險。氧氣有助於增加能量生成、減少腦部發炎，並改善認知功能的反應時間。

因此，用來改善腦部功能的專用藥物，通常都包含強化血流、並增進大腦利用氧氣能力的功能。各種類型的腦部傷害——包括腦震盪和創傷性腦損傷等——都需要有良好的循環以促進復原。

使用精油，增加腦部含氧量

精油可以促進循環和增加大腦血流量。透過幫助我們放鬆並改善血管健康（請見P.206-207），能讓更多的血液通過大腦流動，改善循環，並在此過程中增加腦部的含氧量。

我們可以使用精油幫助靜脈收縮，以刺激血液流動，精油也可能有助於減少限制血流的三酸甘油酯之形成與累積，並能透過輔佐淋巴系統，減少血管的發炎狀況。

更令人驚喜的是，倍半萜含量高的精油可能有助於為大腦供氧，包括黑胡椒、雪松、薑、沒藥、廣藿香、檀香、穗甘松和岩蘭草。

倍半萜為碳鏈化合物，不含氧分子，但似乎能吸引氧氣。這或許是嗅吸倍半萜含量高的精油，或將之塗抹於頭部周圍皮膚時，能增加大腦含氧量的一個原因。

黑胡椒的好處

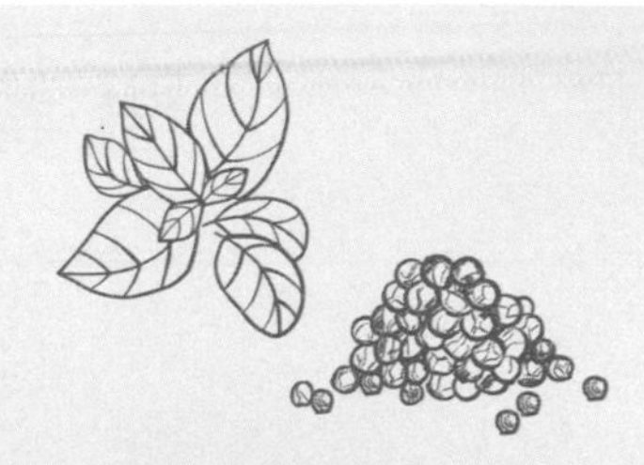

目前的研究已發現，天然黑胡椒中的活性化合物——胡椒鹼，可以強化循環，增加流往消化系統的血流量，而這有助於促進營養吸收。

胡椒鹼能幫助刺激消化酵素，提升消化能力，增加腸道吸收，還能顯著縮減食物通過消化道的時間。

胡椒鹼有助於營養與治療藥物的有效利用，因此也經常被添加到營養補充品的配方中。哈佛出身的臨床研究人員達蒂斯．哈拉齊安博士便發現，在配方中加入黑胡椒能夠增加吸收達 2 到 4 倍。

此外，動物研究已證實胡椒鹼能增進大腦功能，這可能是基於其大腦氧合作用的關係。

研究人員發現胡椒鹼能改善老鼠的記憶力，比起未攝取該化合物的老鼠，有攝取胡椒鹼的老鼠能更有效率地重複走完迷宮。

在另一項以囓齒類動物為對象的研究中，胡椒鹼萃取物似乎可減少與阿茲海默症有關的 β 類澱粉蛋白斑塊形成。

雖然胡椒鹼無法透過精油萃取而出，不過黑胡椒精油中含有大量天然的檸檬烯，能幫助溶解會堵塞靜脈並阻礙血流的膽固醇。

血糖的影響

食物中的碳水化合物，會以葡萄糖的形式被消化、吸收，然後通過血流輸送，供應能量給身體的每個細胞。人體會持續監測血液中的葡萄糖濃度，讓它不至於太高或太低。這麼做是為了維持內部恆定的狀態，幫助人體隨時達成最佳功能。

血糖能提供大腦運作所需的能量。我們的大腦充滿了許多神經細胞（或稱為神經元），而它們的能量需求非常高——大腦對於來自葡萄糖的能量需求達身體生成能量的三分之一。

大腦需要來自血液持續且固定的葡萄糖供應，以支援精神能量和大腦訊號，並避免神經退化。思考、記憶與學習，都和葡萄糖濃度以及大腦使用葡萄糖的效率密切相關，神經元會因為腦中葡萄糖濃度的升高與降低而被刺激或抑制，也會協助控制新陳代謝與能量消耗。當腦部有損傷或是功能受損時，便會需要更多的葡萄糖支援，若這些新增的能量需求無法被滿足，便會導致大腦功能減退。

改善血糖平衡，強化大腦功能

保持血糖平穩，持續為大腦供應運作所需的能量，是一項精細而平衡的工作。如果在一天當中，你的能量水平會隨著飲食改變，可能代表血糖的不平衡。如果你的精力和注意力在進食後立刻大增，那麼你面對的很可能是低血糖問題。反之，如果吃東西讓你感到昏昏欲睡或疲倦，那麼可能有高血糖的毛病。血糖不穩會引發如疲憊、失眠、焦慮、憂鬱、腦霧等腦部症狀。

血糖持續地波動，會讓身體陷入慢性壓力狀態，並使發炎狀況火上加油。過多的血糖會導致皮質醇的濃度長期偏高，也可能帶來過度的免疫反應。另外，高濃度的皮質醇也會使腦部的海馬迴區域受損並萎縮，而海馬迴在記憶與大腦功能方面扮演了重要角色。因此，穩定大腦血糖有助於緩解許多自體免疫、發炎及腦部相關疾病。

低血糖引起的身體反應

當血糖過低時，沒有足夠的葡萄糖進入大腦，大腦便會衰退而無法好好運作：腦中的神經傳導物質或化學訊息傳導物，無法有效地進行通訊；神經元逐漸失去有效利用葡萄糖做為燃料的能力，腦細胞開始萎縮。

當我們的血糖低時，大腦不會得到足夠的燃料，便導致大腦的運作及持久力不佳，影響專注力和認知功能。這可能會讓我們感覺精神恍惚、頭昏眼花、發抖或焦躁易怒。

如果持續太長時間沒有進食，大腦就無法獲得足夠的燃料以正確運作。換句話說，該吃飯時不吃飯、吃得比平常少，或是運動量比平常大等，都可能造成低血糖。若你在兩餐之間感到「餓怒（飢餓＋憤怒）」，或是在吃過東西後覺得身體和精神都比較好的話，就可能是低血糖的現象。

高血糖引起的身體反應

高血糖會引起發炎反應，讓我們感覺昏昏沉沉或懶散無力，導致憂鬱、焦慮或暴躁易怒。以「阿特金斯飲食法」聞名的美國醫師暨心臟病專家羅伯特．阿特金斯（Robert Atkins）博士，便談到醣類如何加速了身體的老化。阿特金斯博士指出，醣類是「黏答答的」，會損害皮膚、神經、眼睛、關節及動脈。一旦血液中漂浮著過多的醣類，這些黏答答的分子就會附著在蛋白質上，形成糖化終產物（AGEs），這與發現於老化組織中的僵硬和失去彈性有關。

當過多的葡萄糖在錯誤位置附著於蛋白質，便會啟動一連串化學反應，導致蛋白質結合成新的結構，並造成功能上的改變。不妨想像烤麵包時的狀況：在糖與麩質的結合下，麵包逐漸變硬；這就是糖化作用的一個例子。在人體中，我們仰賴具彈性的結締組織膠原蛋白，將骨骼加以固定。而當這種硬化現象發生在我們的膠原蛋白中，就會使得原有的彈性被破壞，皮膚變得鬆垮下垂、器官發生硬化。

> “血液中的含糖量高，意味著糖停留在血液裡的時間過長，這讓它有機會損害血管，進而限制了流往大腦的血流。”

具體來說，高血糖會減少一氧化氮的生成，而一氧化氮有助於擴張血管，同時還會增進促進血管收縮的荷爾蒙分泌。

當上述現象發生在細小動脈中時，尤其值得注意：當發生在眼睛，會導致眼睛損傷；發生在腎臟時，則會損害腎臟功能。腎臟本該將這些被糖綁住的錯誤蛋白質排出體外，而當腎臟必須把多餘葡萄糖排出時，我們可能會產生頻尿、過度口渴的症狀。這是因為身體必須透過尿液排除糖分，然後又會需要額外補充水分。

糖化終產物也會與細胞膜結合，細胞膜是發送和接收化學訊號之處，因此會妨礙細胞通訊的能力。此外，它們還會與「壞」膽固醇（LDL，低密度脂蛋白膽固醇）結合，損壞動脈表面。糖化終產物與預期壽命相關，所以我們可以說：高血糖確實會使人老化。

導致高血糖的原因

▪ 食物

含糖量高或碳水化合物含量高的食物，會使得血糖飆升。而增加健康脂肪的攝取量，並協助身體消化與吸收脂肪的能力，有助於抑制飢餓感，並維持血糖濃度。

▪ 壓力

壓力會導致高血糖，因為我們的身體需要更多葡萄糖來應付精神、情緒或身體壓力。長期的壓力會要求身體持續釋出葡萄糖至血液，而這會讓一些器官筋疲力竭，包括：負責分泌皮質醇以刺激儲備葡萄糖釋出的腎上腺、將蛋白質轉換為葡萄糖的肝臟，以及分泌胰島素以將糖從血液帶進細胞的胰臟。這將導致高血糖的狀況更加惡化。

▪ 環境毒素

環境毒素會阻斷位於細胞上的受體部位，使得細胞無法好好地吸收葡萄糖。約瑟夫．皮佐諾博士在其著作《環境毒害：九週排毒計畫，終結生活毒害》中就特別指出，毒素會破壞細胞膜，讓它們無法獲得重要訊息，例如使得胰島素無法確實通知細胞要吸收更多糖分。

> 把胰島素想像成可以解鎖細胞受體、好讓葡萄糖進入細胞的鑰匙。

胰島素阻抗的影響

當血液中的葡萄糖濃度過高，胰臟便會分泌胰島素，好將糖從血液帶入細胞，並把多餘的血糖轉化為脂肪儲存。然而時間一久，細胞會承受不了這麼多的胰島素，變得無法正確回應，亦即對胰島素的持續衝擊發展出抗性，這就是所謂的「胰島素阻抗」。

當胰島素阻抗發生時，人體就像處於被水包圍卻無法喝水的狀態。這時血液中充滿了糖分，卻無法被帶進細胞。許多細菌、病毒及真菌都喜歡以我們血液中的高濃度糖分為食，這就是糖尿病容易受到多種感染的理由之一。

儘管血液中的糖分過剩，細胞卻開始挨餓。因此，身體會試圖製造更多的胰島素，來克服細胞對於吸收和使用胰島素的抗性。過多的糖分與胰島素同時在血液中循環，會導致發炎、擾亂荷爾蒙（如升糖素、生長激素）與神經傳導物質，並對大腦產生負面影響。

胰島素阻抗的常見症狀是在進食後變得極度想睡，這是糖分過多、胰島素激增，以及將糖轉化為脂肪的高能量需求所造成的影響。

由於胰島素在腦中的關鍵功能是幫助大腦利用葡萄糖，所以當大腦抗拒胰島素時，就無法適當地吸收葡萄糖以獲取能量，導致精神和身體上都感到疲憊。而我們的身體與大腦無法吸收到充足的葡萄糖時，就會開始分解肌肉與儲存的脂肪，試圖為飢餓的細胞提供燃料。

血糖失衡會干擾血清素等神經傳導物質，導致憂鬱症狀。而胰島素阻抗也會讓帶來愉悅與獎勵神經傳導物質多巴胺失衡，可能引發絕望、感到一無是處、沒有動力或脾氣暴躁。此外，胰島素阻抗也與減重息息相關。當細胞無法從葡萄糖獲取能量時，就必須靠貯存的脂肪來替代。身體會不斷保留脂肪以獲取能量，因此瘦不下來。除非細胞再次正常接受胰島素，否則再怎麼減少攝取卡路里都無法順利減重。

大腦與胰島素阻抗

研究顯示，胰島素阻抗始於大腦。研究人員已在大腦中檢測到大量胰島素受體，而這些受體不受循環於體內的胰島素支配。這種「大腦胰島素」，被認為對大腦功能、新陳代謝和體重有顯著影響。

當大腦無法正確運用胰島素，會導致過多糖分停留在血液中，損害腦部組織與循環系統。發生於大腦的胰島素阻抗導致體重增加，甚至是退化性的腦部疾病，因為過多的胰島素會降低大腦清除β類澱粉蛋白斑塊的能力。

我們的下視丘會調節身體和腦部的胰島素含量，持續監測血液的胰島素濃度，並依據血液中的胰島素多寡，發出訊號通知胰臟以增加或減少胰島素的生產。此外，下視丘也是大腦的飽足感中心，負責控制飢餓與食物的攝取。由於胰島素透過下視丘來調節我們的食慾，因此當大腦發生胰島素阻抗，會導致食物攝取量增多與體重增加。另外也會導致糖尿病等代謝疾病、情緒障礙，以及帕金森氏症和阿茲海默症等神經退化性疾病。

大腦胰島素與健康

大腦裡的胰島素阻抗，可能導致各種健康問題。

- 體重

健康的大腦胰島素濃度能降低飢餓感，提升代謝率。研究發現，將胰島素直接注入至動物大腦，便可藉由影響控制飢餓的多種荷爾蒙濃度來降低食慾。

- 體溫

胰島素阻抗會減少燃燒能量以維持體溫，因此降低代謝率。

- 認知功能

胰島素在認知的處理與形成記憶方面扮演了關鍵要角，這也是糖尿病患者會出現記憶與認知問題的原因。因此，阿茲海默症也有「第三型糖尿病」的稱號。

- 發炎

胰島素阻抗會造成額外胰島素的累積，會增加與發炎有關的C反應蛋白和β類澱粉蛋白斑塊的累積。

- 情緒障礙

胰島素不平衡會影響大腦中的多巴胺與血清素，並造成腦部發炎，以上兩者都在憂鬱症中扮演了舉足輕重的角色。

- 荷爾蒙平衡

胰島素激增會增加睪固酮的產生。高濃度的睪固酮會減弱細胞的胰島素受體部位，導致胰島素阻抗與荷爾蒙失衡的惡性循環。若是女性會連帶影響雌激素與黃體素，降低積極、慾望與情緒。在男性身上，則會導致雌激素過量，而使得乳房及臀部發育。

透過嗅覺，刺激大腦胰島素

胰島素受體遍布於大腦的神經細胞，且以最高密度集中於嗅球上。鼻噴式胰島素（或稱吸入式胰島素，一種非侵入性的胰島素輸送方法）能增加腦部的胰島素濃度，克服大腦的胰島素阻抗並改善大腦功能。這也表示，當我們吸入能促進胰島素正常分泌的精油，將有助於平衡大腦中的胰島素與大腦功能，吸入精油時，也能將正確成分直接送至大腦的特定區域。

運用精油，疏通胰島素受體

精油可幫助清潔我們的胰島素受體，以恢復正常的胰島素訊號。有證據顯示，存在於肉桂皮、肉桂、丁香及龍艾精油中的類苯基丙烷，能與細胞受體結合，從而抑制或活化細胞受體，並幫助腦細胞更妥善地回應胰島素的存在。此外，丁香精油中的丁香酚，也已被證實會與細胞受體互動，並抑制或活化訊號傳遞。另外，也有新研究發現，野馬鬱蘭（牛至）、香桃木等精油，在以嗅吸或局部塗抹的方式使用時，可藉由強化消化酵素來支援健康的血糖濃度。

肉桂有助於增進胰島素受體的敏感性

一項發表於《糖尿病科學與技術期刊》（Journal of Diabetes Science and Technology）的研究發現，「肉桂的成分能使胰島素更有效率」。更具體地說，肉桂的液體萃取物會增加胰島素的敏感性，並降低胰島素阻抗。根據內分泌專家珍妮特・朗（Janet Lang）的說法：「在大多數病患身上，液體藥草的效果都更快、更好。」而研究支持了這點，並指出：「比起類胰島素或可增強胰島素活性的藥草、香料和藥用萃取物，肉桂萃取物可增強胰島素活性超過二十倍，遠高於任何在相當之稀釋度下測試的其他化合物。」

刺激大腦，提升專注力

現在，你已經瞭解循環與血糖在大腦健康上所扮演的重要角色。接下來，讓我們學習該如何有效刺激大腦，幫助你擁有一整天所需要的專注力與精神能量。

不論是有重要的工作報告，還是必須整天奔波、應付各種差事，你都需要讓大腦處於最佳狀態，而這正是提升腦力的精油能迅速提供救援的時機。

專注力與前額葉皮質

我們維持專注的能力，是由大腦的前額葉皮質所驅動。前額葉皮質是額葉的一部分。額葉位於大腦前端、額頭後方，其中的迴路能透過刺激幫助大腦分類整理，決定哪些資訊相關，哪些又該忽略。這能幫助我們調節動作、控制衝動、使用語言、集中注意力、做出決定並糾正錯誤。

這種抑制某些行為的能力，有助於讓大腦專注在重要任務上，增進我們的思考及處理速度。前額葉皮質掌管執行功能，包括思考、組織、解決問題、記憶、專注，以及決策。少了前額葉皮質，我們就很難讀完一本書、記得支付各種帳單費用、回覆電話。

額葉功能減退有可能是憂鬱症等情緒問題，以及注意力缺失症和注意力不足過動症等行為問題的根源。

此外，研究也顯示當額葉發出的訊息減少，會導致人的積極度偏低，且幸福感下降。這有助於解釋為什麼當大部分人感到憂鬱時，也會難以專心、集中注意力和記住細節。

反之，健康的額葉能讓我們保持理性並抑制衝動。額葉皮質發育遲緩和無法抑制眼前的慾望與衝動相關聯，請想想年幼的孩童還等不及老師點名讓他發言，就大聲喊出答案的樣子。依據加拿大麥基爾大學的研究顯示，有注意力不足過動症的孩子缺乏自制力，且與沒有此症狀的孩童相較，額葉活性較低。而類似的腦部成像研究還發現，被診斷為注意力不足過動症患者的前額葉皮質，比未診斷出此疾病者的要來得小。

> 活化前額葉皮質，等同於增強大腦規劃、組織及綜觀大局的能力。當前額葉皮質無法徹底運作，處理速度便會減慢。

當前額葉皮質運作不佳時，可能出現自制力下降、注意力不足的現象，導致分心、混亂、過動、衝動、難以從過去的錯誤中學習、缺乏遠見、拖延等問題。運作良好的前額葉皮質能對衝動又較無彈性的邊緣系統發揮調節作用，幫助我們停止重複的思維模式以及焦慮，並透過化學調節及抑制來自杏仁核的訊號，緩和壓力反應。

你的專注力有多差？

有些線索可以讓我們看出前額葉皮質並未發揮最佳作用。你是否：

- ☑ **很容易分心**　注意力變得很容易被手機或社群媒體佔據。
- ☑ **精神疲憊**　難以長時間保持專注，例如在長途駕駛或進行持續性的腦力工作時。
- ☑ **無法維持注意力**　在學校、會議或長時間交談中很難專心。
- ☑ **容易衝動**　你很難克制自己，或控制衝動或慾望。可能在不顧後果的狀態下脫口說出一些話。
- ☑ **愛爭辯**　你可能是為了刺激不夠活躍的前額葉皮質而尋求衝突。
- ☑ **感覺憂鬱**　感到悶悶不樂，可能因為前額葉皮質不夠活躍時，無法調節掌管情緒的邊緣系統。
- ☑ **沒條理**　家裡、工作環境、車子和衣櫃等都亂七八糟。前額葉皮質不夠活躍的常見跡象正是雜亂無章、文書工作總是做不完。
- ☑ **放不下**　可能會重複一些情況或想法，又或是難以讓某一首歌從你腦海中消失。
- ☑ **缺乏動力**　可能對於完成事情缺乏興致、慾望或熱情，又或是根本一開始就難以展開任務。
- ☑ **無法完成任務**　可能會開始某個案子，然後在完成之前又換去另一個案子。你很容易覺得無聊。
- ☑ **無法傾聽**　缺乏傾聽他人說話所需的持續專注力。可能會導致缺乏同理心。
- ☑ **感覺混亂**　前額葉皮質缺乏活力，會導致你無法組織、排序或規劃方案，也無法在縱觀全局的同時監督細節。可能表現為難以分析思考，或是很難下決定。

大腦如何失去專注力？

慢性壓力會抑制前額葉皮質的連結，而五花八門的現代科技也會分散我們注意力，削弱大腦的專注迴路。肌肉會因未充分使用而萎縮，我們的大腦也是如此。當我們越少專注思考或有條理地建構順序或想法，前額葉皮質也可能因此缺乏刺激，導致想要專心變得更加困難。

我們可以透過精油，重新活化與前額葉皮質的連結。你可藉由將胡椒薄荷、迷迭香（註：建議使用桉油醇迷迭香精油）精油或**專注複方精油**（請見P.211），極少量塗抹於額頭上的反射點（例如太陽穴），刺激前額葉皮質，讓它重新甦醒，並發展出新的大腦迴路。

運用精油，開啟通往額葉的最直接路徑

我們的嗅覺神經穿越位於鼻竇頂部的篩狀板，直接到達額葉。因此，氣味是唯一不需經過視丘就能進入前腦的感覺訊息。視丘也稱作丘腦，是所有感官訊號的中繼中心，所有其他的感覺訊息都會先發送訊號至視丘，再從這裡將訊號傳送至大腦中正確區域。

我們的左右鼻孔分別通往大腦的不同側。更詳細地說，我們的右鼻孔對應到大腦的右側，而左鼻孔對應到左側，這讓我們能夠以更確切的方式觸及腦部某一側的特定區域。

恐慌發作的應對訣竅

當大腦的右額葉過度活躍且占據主導地位時，可能會引發焦慮。右腦處理的是人類體驗中的情感面向，賦予我們同理心和同情心，但在右腦過度運作時，可能會導致情緒與焦慮高漲。

功能性神經科醫師泰特斯．邱（Titus Chiu）建議，可以透過從左鼻孔吸入薰衣草、甜橙等精油，來活化左額葉，以平衡右額葉的過度活躍。這能左右腦之間建立平衡，進而製造平靜的感覺，有助於停止恐慌。

平衡左腦與右腦

以局部使用精油的方式，能讓精油透過鼻腔直接進入至大腦的不同側，刺激或平衡存在於大腦不同半球的各項失衡問題。

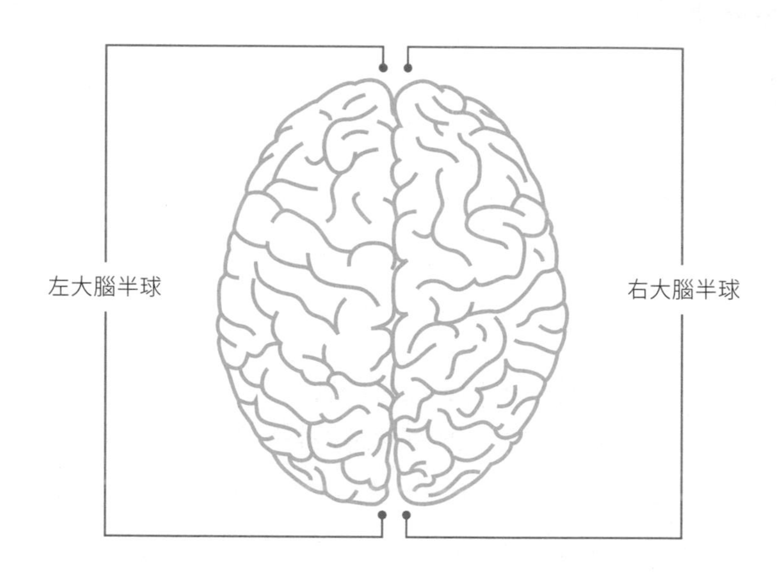

左大腦半球失衡的跡象可能包括

- ☑ 數學能力不好
- ☑ 言語表達能力差
- ☑ 讀寫能力差
- ☑ 精細動作問題
- ☑ 聽覺處理不佳
- ☑ 免疫反應差
- ☑ 細節記憶不佳
- ☑ 遺漏小事
- ☑ 自尊心低落
- ☑ 缺乏動力
- ☑ 逃避任務

右大腦半球失衡的跡象可能包括

- ☑ 笨拙／不靈活
- ☑ 過動／焦慮
- ☑ 非語言的能力低落
- ☑ 衝動／缺乏專注力
- ☑ 缺乏情緒控制力
- ☑ 強迫性／重複性行為
- ☑ 社交行為不成熟
- ☑ 過敏／自體免疫問題
- ☑ 對體育活動不感興趣
- ☑ 看不見事物的全貌
- ☑ 眼神交流不佳
- ☑ 無法察覺身體空間

血流與專注力

> 當我們專注時，大腦中的血流量會增加，尤其是在前額葉皮質的部分。這些增加的血流讓我們能夠專心、繼續進行任務，並思考下一步。

研究已發現，被診斷出有注意力缺失症和注意力不足過動症的人在試圖集中注意力時，血流反而會減少，這讓保持專注變得更加困難。

在注意力缺失症和注意力不足過動症患者的大腦中，能幫助大腦與身體動員的去甲腎上腺素及帶來獎勵與愉悅感的多巴胺濃度也偏低。因此，用於治療注意力不足過動症的藥物，通常可藉由提升多巴胺與去甲腎上腺素濃度的方式，改善前額葉皮質的活性。

杏仁核劫持

杏仁核是大腦中的威脅警報中心。杏仁核會辨識出潛在危險，並自動觸發原始情緒反應。接著，大腦的決策中心前額葉皮質，會提醒我們在採取行動之前先評估狀況。透過前額葉皮質與杏仁核的通力合作，得以幫助我們理解並平衡對潛在危險的反應。

例如，若你在樹林裡健行時，覺得自己看到地上有條蛇，那麼你的杏仁核可能會觸發立即反應，導致你立刻往後跳。接著，杏仁核對前額葉皮質發出警報，要求它評估狀況。你的前額葉皮質介入，判定出那條蛇其實只是一根樹枝，那麼杏仁核就會冷靜下來，而你的恐懼反應也隨之平靜。

只要前額葉皮質與杏仁核之間的連結穩固，你的恐懼反應便能夠受到控制。而因為某些原因造成由杏仁核主導的狀態，被稱為「杏仁核劫持」，它會關閉你自我鎮定的能力，進而導致焦慮、憂鬱及其他邊緣系統失衡問題。

> 慢性壓力會破壞前額葉皮質與杏仁核之間的平衡，一方面加快流向杏仁核的電子訊號速度，一方面削弱具抑制性的前額葉皮質與杏仁核的連結。

輔助前額葉皮質以穩定杏仁核

如果額葉皮質受損或未受到足夠的刺激，那麼無論多小的任務你也幾乎無法規劃，焦慮會成為常態。

功能性的腦部成像清楚說明了前額葉皮質如何能幫助調節並鎮靜杏仁核的反應，以及控制與情緒有關的行為。當前額葉皮質的控制失效時，反應過激的杏仁核，可能表現為憂鬱、焦慮、衝動性的侵犯行為與人格障礙。而在一些正從額葉損傷中恢復過來的人身上，也很常見到這類症狀。

> 穩定刺激前額葉皮質，可以支援其與杏仁核之間的健康連結，除了能幫助鎮靜突如其來的恐懼反應，也有可能協助解決焦慮、創傷後壓力症候群等制約性的恐懼反應。

前額葉皮質與注意力缺失症、注意力不足過動症及憂鬱症

大腦左或右前額葉皮質與杏仁核之間的連結不良，也會表現為注意力缺失症和注意力不足過動症的症狀。

若你的左前額葉皮質在需要集中注意力時不夠活躍、而杏仁核過度活躍的話，便可能表現為大腦調節異常、注意力缺失症、注意力不足過動症，以及如情緒低落、易怒、自卑、負面思維循環、對以前覺得有趣的各種活動的興趣減低、絕望感和社會孤立傾向等憂鬱症狀。

這是因為杏仁核設定了你的情緒基調，包含控制你快樂與悲傷的程度，也會影響你的積極性、慾望、注意力，還有你在情感上與他人連結的能力。

> **簡易使用精油刺激前額葉皮質**
>
> 你可將胡椒薄荷或迷迭香（建議使用桉油醇迷迭香精油）等精油極少量地塗抹在左太陽穴，或是透過左鼻孔嗅吸，來強化左前額葉皮質，這樣可刺激前額葉皮質的功能，並對杏仁核發揮調節作用。

用精油改善注意力缺失症與注意力不足過動症症狀

依據已故的泰瑞．弗里德曼（Terry Friedmann）博士，精油等自然療法可改善注意力缺失症及注意力不足過動症的症狀。

目前已發現，雪松、乳香、薰衣草及岩蘭草的複方精油（請見P.236的**ADD與ADHD複方精油**）對有注意力缺失症及注意力不足過動症的兒童特別有益。

當這些兒童持續三十天、每天吸入這種複方精油三次時，他們表現出更好的專注力與更冷靜的行為，家長們也能觀察到孩子在家中行為

及在校表現上的改變。

透過腦波儀裝置所進行的監測，讓我們得知這樣的精油嗅吸改善了腦波模式。研究人員們觀察到，複方精油改變了腦波，使腦波從缺乏專注力的 θ 狀態，進入到警覺的 β 狀態。在使用岩蘭草精油後，β-θ 比率有所改善。

用精油刺激前額葉皮質

前面提到，額葉位於大腦前端、額頭後方。將精油局部塗抹於額頭上的反射點，有助於增加此區域的血流，並強化前額葉皮質。這有助於改善大腦功能、專注力、記憶力及處理速度，也有機率能預防或逆轉認知衰退。

有觀點認為，這些反射點之所以形成於體外，是為了在心臟發育的同時，支援發育中胎兒的循環。

當心臟發育完全後，這些迴路依舊存在，成為可支援循環、並促進流向特定器官或大腦特定區域的血流。

當我們處於壓力之下，血液會集中流向大腦後方，亦即儲存長期記憶的地方。而當我們將合適的精油塗抹於額頭上的特定位置，便能將能量和血流從較情緒化的中腦區域，轉移至前額葉皮質，促使頭腦更冷靜，並採取理性、邏輯性的思維。

> “按摩中醫傳統的穴位有助於刺激前額葉皮質，達到專注效果。不論徒手按摩或使用精油都有效。”

研究發現，這些神經血管點就像斷路器一樣，會因壓力而關閉。而將精油塗抹於這些點上，可重新開啟它們，並增加流往前額葉皮質的血流量。

請參考P.124的圖，刺激位於眉毛內側、太陽穴上，以及在額頭左右兩側髮際線根部的反射點。

像是黑胡椒之類的精油能增加流往大腦目標區域的血流量，而將專注複方精油（請見P.211）塗抹於特定反射點，也可增強對大腦該區域的刺激。

如果手邊沒有精油，你也可以徒手按摩額頭上的反射點。研究指出，按壓這些特定部位的時間越長，壓力也會消退得越多。塗抹精油的好處，則是讓能量維持更長時間。

許多相關從業人員都發現，就塗抹精油而言，額頭上的刺激點所測得的效果通常都比器官點或耳朵來得更好。而這些發現也能與「健康觸」（Touch for Health，用於平衡姿勢、態度及能量，以緩解壓力與疼痛的系統）中所教導的五行經絡釋放、情緒壓力釋放等臨床技術相結合。

額頭上的塗抹點

經絡是人體內的能量通路，可滋養、維持並支援我們的器官系統。傳統中醫致力於消除經絡系統中的所有阻礙，以避免能量不足或過剩所導致的健康失衡。

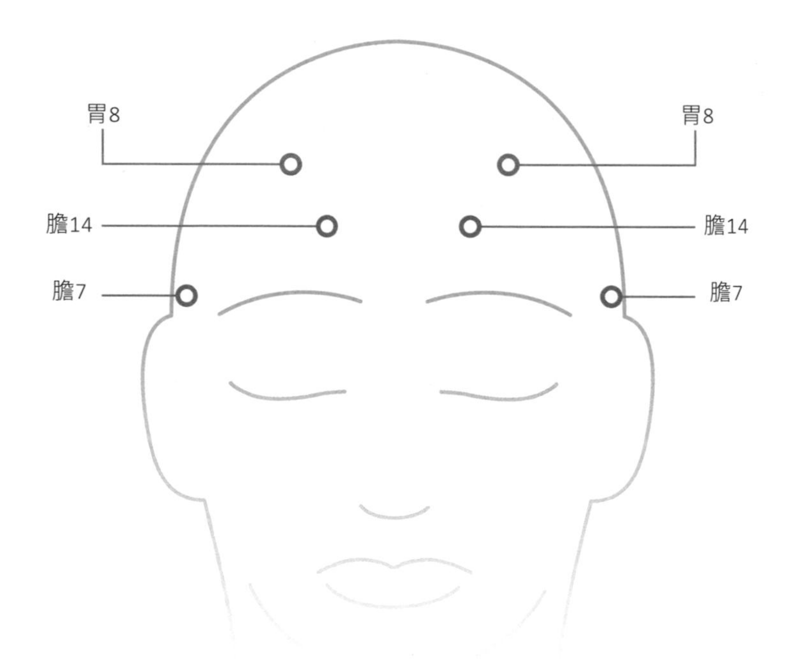

- **胃 8**：位於額頭角落的髮際線附近。目前已知將精油塗抹於此處，可緩解疼痛、眩暈等頭暈問題，尤其對緩和頭痛與偏頭痛特別有效。
- **膽14**：位於額頭，在眼睛中心的正上方，眉毛上方一指寬的眉弓凹陷處。被稱做精神治癒點，將精油塗抹於此處有助於提升記憶力與回想能力、轉變負面想法、重新編寫思想，並釋放精神壓力。
- **膽 7**：位於臉部兩側太陽穴下的凹陷處，距離眉毛外側約1公分。將精油塗抹於此處，可改善記憶力與專注力，並增強精神狀態。這個塗抹點也能幫助緩解頭暈與頭痛。

STEP4

降低壓力
改善情緒並減重

若你的大腦卡在慢性壓力的模式裡，
並且相信生存正處於風險之中，
那麼它就會把所有原本可用於
復原、治癒的資源，
都導向生存用途。
這會導致憂鬱與焦慮，
也會影響你的體重。

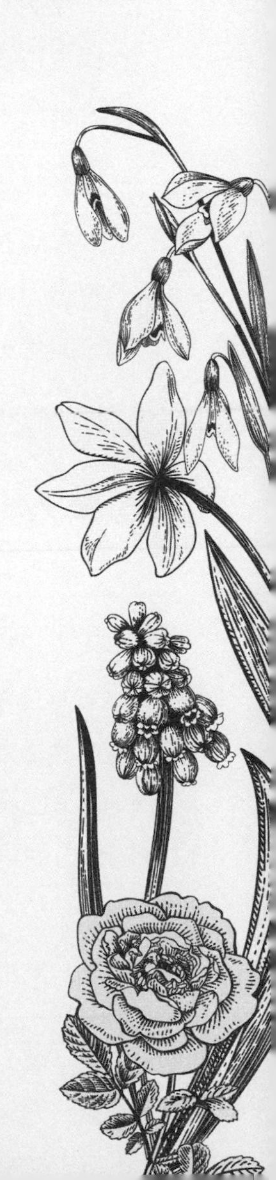

降低壓力

壓力是所有疾病的根源。當我們感受到壓力時，會關閉消化、排毒與免疫功能，導致系統性發炎，進而影響我們的腸道與情緒，讓血糖濃度失去平衡，還會造成睡眠與疲勞問題。而壓力荷爾蒙，例如皮質醇，也會侵蝕身體和大腦。

壓力是我們在面對真實危險或感知到潛在威脅時的反應。我們經常視壓力為心理上的狀況，例如高壓的工作、人際關係或環境，以上例子顯然會對身體造成壓力，但並不是壓力的唯一來源。

壓力的來源

壓力源可能是被大腦感知為威脅的任何身體、環境、生理、情緒或心理刺激，壓力反應則是為了提供我們生存所需的能量。

- **身體壓力**

包括身體傷害、頭痛、慢性發炎、疼痛、疤痕或手術、如咬牙導致的下巴緊繃等結構性錯位問題，甚或是體育訓練等，任何對身體造成壓力的事物，都可能為全身系統帶來壓力。

- 環境壓力

黴菌、殺蟲劑、除草劑、污染等環境毒素；皮膚護理、清潔產品等生活中的化學物質、自來水中的氯或氟化物、食品添加劑或防腐劑，還有來自手機、Wi-Fi、電腦、基地台或智慧電表等的電磁波，也可能增加我們的壓力負擔。

- 生理壓力

自然的身體運作程序也會導致壓力升高。任何低度感染、寄生蟲、發熱發燒、對食物敏感、血糖失衡、缺乏維生素或礦物質、腸道菌叢失衡、腸漏、便秘、睡眠不足、脫水、消化問題、心血管問題或皮膚問題、自體免疫、肝中毒或腎臟壓力等，都會累積壓力。

- 心理或外在情緒壓力

經歷如至親好友過世、離婚、手術、經濟困難、不健康的關係或工作環境，以及其他會引起無助感的狀況。

- 內在情緒壓力

身體無法區別情緒或想法中的預期威脅，以及實際的生理壓力。面對恐懼、憤怒、悲傷等情緒，內疚或嫉妒的思考模式，以及缺乏控制、界限不清、自虐、羞恥、屈辱、自我價值感低落、背叛、震驚和精神創傷等感受，都可能讓身體發動壓力反應。

壓力源之間的相互影響

壓力是會疊加並累積的。不同壓力的份量、強度、頻率和持續時間，合起來形成總壓力負荷。壓力越是累加，就越有可能壓垮整個系統。想像一個裝滿水的杯子：即使只是再多一滴水，也會造成水滿出杯外。人體內的壓力就像這樣，當壓力桶滿了，就很容易溢出。

> 我們所消除的每個壓力源，都會擴大我們的彈性。即使只是整理環境、清除一些不需要或不再使用的物品等簡單小事，也會帶來強大的抒壓效果。

身體運作過程所產生的生理壓力，占我們身體總壓力負荷的至少30%。因此，在試圖減少壓力負荷時，平衡生理功能也非常重要。

血糖失衡會引發皮質醇反應，並增加壓力。發炎的腸道可能會滲漏，於是毒素或病原體等有害物質便會穿過腸壁進入血液，對身體造成生理壓力。此外，營養吸收不良會耗盡身體為壓力反應提供化學支援所需的維生素與礦物質。而毒素若未離開身體，就會再次循環並成為壓力源。

壓力的持續時間

短期壓力是正常生活的一部分，讓我們保持警醒、積極，且能避開危險。我們生來本該體驗壓力，對壓力做出反應後，再回到平衡狀態。然而，慢性或持續的、長期的身心及情緒壓力會助長慢性發炎，並削弱我們的免疫系統。

慢性壓力會引發如血壓升高、胃潰瘍、疼痛、疲勞及頭痛等身體症狀，還有如焦慮、憂鬱、恐慌與暴躁易怒等情緒反應。

壓力影響大腦的三個區域

壓力會在人體內觸發連鎖效應，使人保持高度戒備，並釋出所有可用的能量與資源以應付認知的威脅。而針對壓力的反應，會影響大腦的以下三個區域：交感神經系統、下視丘－腦下垂體－腎上腺軸（又稱HPA軸），以及邊緣系統。

交感神經系統

人體對抗壓力的第一道防線，是自律神經系統中的交感神經檔位（請見P.36）。壓力會啟動我們的生存反應，釋出如腎上腺素等荷爾蒙，並將血液導離大腦，往心臟、肺臟及四肢集中，以幫助我們逃離危險。

HPA軸壓力反應

壓力會以壓力荷爾蒙的形式來動員能量，而這些壓力荷爾蒙是透過內分泌系統中複雜的一連串荷爾蒙反應來釋出，並與HPA軸的指揮鏈相關（請見P.130）。下視丘、腦下垂體與腎上腺的交互作用會一直持續，直到我們的荷爾蒙達到身體所需的濃度，再透過一系列的化學反應開始將這些作用關閉。

邊緣系統

邊緣系統是大腦的情緒中心，由複雜的神經和網路系統組成，它做為一種關鍵的安全性過濾器，負責分析並過濾傳入的感受刺激——包括恐懼、憤怒、悲傷、喪失信心或絕望等——以決定這些是否對我們的生存具有威脅性。

下視丘－腦下垂體－腎上腺軸（HPA軸）

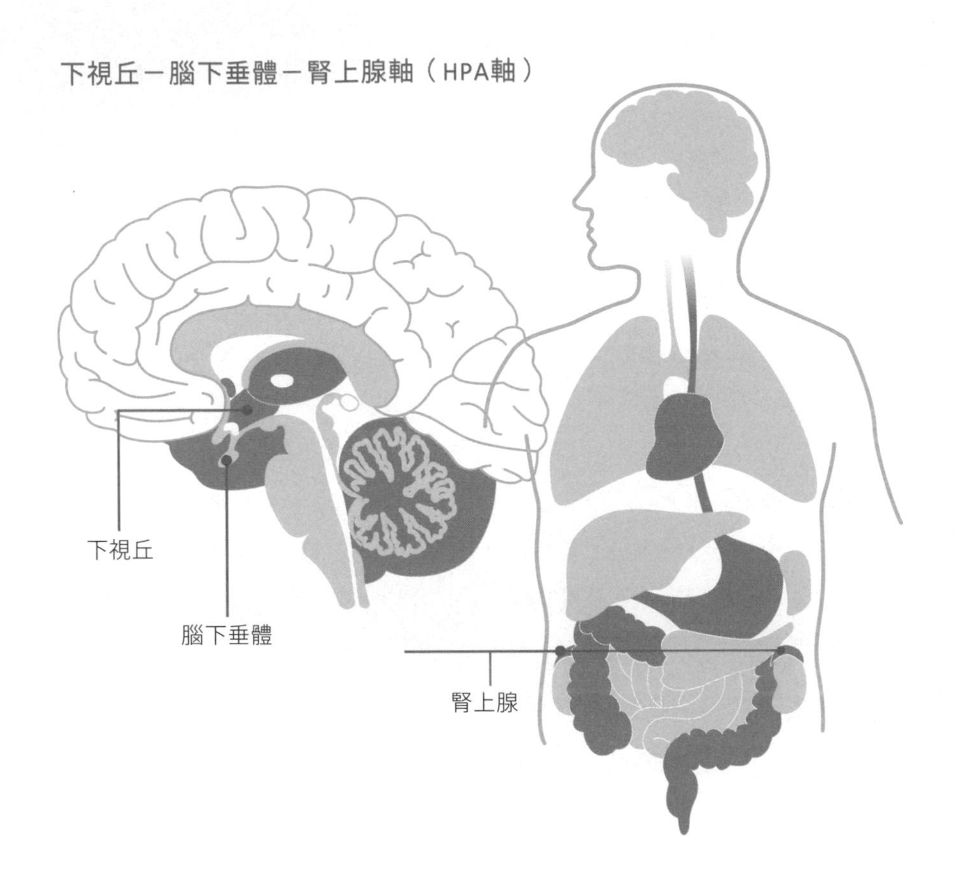

- H 下視丘：腦中一個珍珠大小的區域，是接收來自身體或發送至身體的神經與荷爾蒙訊息的控制中心。當收到壓力訊息時，下視丘便會釋出促腎上腺皮質素釋放激素通知腦下垂體。
- P 腦下垂體：荷爾蒙的仲介者，會接收來自下視丘的荷爾蒙訊息，並將這些訊息轉換為分配至甲狀腺、腎上腺和性器官的荷爾蒙。當腦下垂體被下視丘驅動時，便會傳送訊息至腎上腺以產生皮質醇。
- A 腎上腺：會產生並釋出壓力荷爾蒙皮質醇。而皮質醇的主要作用，是在壓力大的情況下為我們的身體提供能量。例如，皮質醇會提高血液中的糖分，以增加可用於壓力反應的能量。但皮質醇若是長期持續釋出，會使得身體的修復與恢復程序持續關閉。

HPA軸如何運作

下視丘

我們的下視丘會持續監測血液中的皮質醇濃度，並調整發送至身體的結果訊號來增加或減少皮質醇的分泌量，藉此監督並管理身體的壓力反應（更多關於下視丘與腦下垂體失衡的資訊，請見P.149）。

當下視丘收到訊號，得知正確份量的皮質醇已釋出時，便會抑制產生更多皮質醇的訊號。這稱為負回饋循環，不過僅在下視丘能收到準確回饋時才有效。

慢性及長期壓力會過度刺激下視丘，並損害其接收清晰訊號的能力。這可能造成下視丘繼續傳送訊號給腎上腺，要求釋出過多的皮質醇。結果皮質醇的持續釋出形成大腦中固定的壓力迴路，讓我們更容易感到壓力，並出現焦慮、憂鬱、創傷後壓力症候群或其他情緒障礙的症狀。

健康的腎上腺與壓力管理能力，取決於健全的下視丘功能。而精油能夠幫助我們重新啟動下視丘，並幫助它恢復健康（請見P.214的下視丘共鳴複方精油）。

腦下垂體

如果我們把下視丘比喻為執行長（CEO），那麼腦下垂體的功能就像是營運長（COO）。

腦下垂體會對來自下視丘的荷爾蒙及神經訊號做出回應，傳送荷爾蒙訊號給其他的內分泌腺體，指示這些腺體要刺激或抑制其各自的荷爾蒙分泌，從而調節包括壓力、生長、繁殖、哺乳、甲狀腺功能與水分代謝等各種生理過程。

如果想強化腦下垂體的健康，你可以使用來自索馬利亞、具強大抗發炎效果的乳香精油。只要塗一點點在額頭中央或上顎即可，每天最多可以使用五次（註：上顎為黏膜組織，建議使用時洽詢芳療師，並需特別確認精油品質。用於臉部的純精油，也請依個人狀況稀釋使用）。

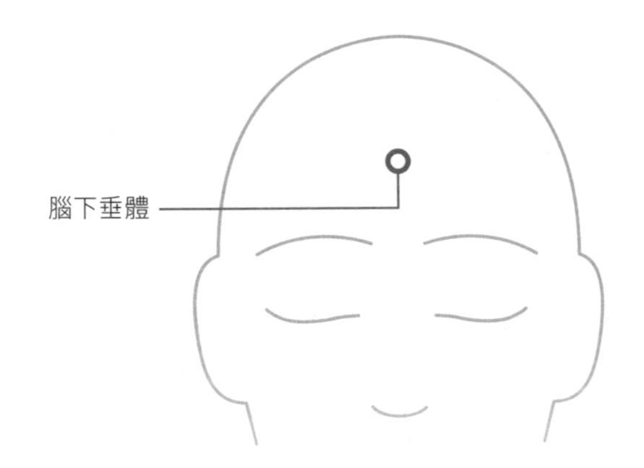

將乳香塗抹在額頭中央

腎上腺

腎上腺是位於腎臟頂端的小三角形腺體，藉由分泌皮質醇與腎上腺素，幫助我們調動體內能量、調節心跳速率與肌肉張力等，來支援身體對壓力的反應。

這些荷爾蒙分泌會將所有可用的能量用於面對壓力源，並且抑制任何對生存而言不重要的部分。

其中，皮質醇與發炎之間具有一種二元關係，這意味著它既可以是促發炎的，也可以是抗發炎的，並會動態地隨著時間演變。

就短期來說，皮質醇會緩和發炎、以增加我們生存的機會。但隨著時間過去，長期偏高的皮質醇濃度會降低身體組織對皮質醇的敏感性，並逐漸破壞其在緩和發炎方面的有效性。

腎上腺的恢復力

每個壓力反應都會引發腎上腺反應，所以維持腎上腺的健康與恢復力，有助於提高能量水平，以及我們對壓力的耐受度。

當腎上腺在應付過多壓力時，可能會表現為過度運作或運作不足。

腎上腺過度運作的症狀	
傾向於當「夜型人」	咬牙或磨牙
難以入睡	外表平靜，內心焦慮
容易被刺激而興奮，且很難冷靜下來	有關節炎的傾向
血壓高於120/80	很容易流汗
喝咖啡後會覺得亢奮或緊張	容易扭傷腳踝或有脛前疼痛問題

腎上腺運作不足的症狀	
早上啟動緩慢	矯正脊椎後感覺疼痛或難以維持
疲勞無法被睡眠緩解	渴望鹹食，或在試過味道之前就在食物中加入過多鹽分
慢性腰痛因疲勞而惡化	下午經常打哈欠或頭痛
突然站起來時會頭暈	即使環境不亮也需要戴太陽眼鏡

> 若是腎上腺運作不足，腎上腺會變得非常虛弱，而無法釋出或產生荷爾蒙，來應對壓力，這通常被稱做腎上腺疲勞。

用精油支援腎上腺平衡

針對超速與疲勞的腎上腺，通常需要不同的營養補充品，主要目標都是讓腎上腺恢復平衡。而在這點上，精油能帶來有效幫助。

來自植物萃取的精油，可以像能幫助身體調適壓力的適應原草藥（adaptogenic herbs）般使用，支援腎上腺，並達成復原所需的最佳能量儲備。

植物和精油都不會強迫身體改變，只會平衡身體需求，並透過刺激或抑制化學訊息傳導物的方式，來幫助人體系統恢復平衡。

在面對一天中可能在過度運作和運作不足之間切換數次的腎上腺而言，這樣的平衡性質尤其有用。不同於刺激或鎮靜皮質醇的營養補充品，精油會就當下的狀況迎接你的身體，並提供洽當的平衡（建議用於腎上腺平衡的精油請見P.212）。

邊緣系統的作用

你可以把邊緣系統想成是一種高度敏感的安全系統，它會依據過去的經驗，將所有感官輸入，分類為威脅或是非威脅。

我們的邊緣系統包括：與情緒有關的杏仁核、調節自律神經系統與荷爾蒙的下視丘，以及調節血壓、心跳速率與注意力的扣帶迴等。

> 邊緣系統中的海馬迴會影響長期記憶，也是會在特定氣味觸發情緒或記憶時發揮作用的大腦部位。

如果我們的邊緣系統因接觸化學物質、有毒的黴菌、病毒、感染、發炎、創傷或壓力而遭到破壞，那麼上述的區別程序就可能受損，並改變大腦與身體的解釋、編碼與反應。

當無法正常運作時，高度敏感的邊緣系統會將不具威脅性的刺激分類為威脅，觸發不受意志控制的創傷模式，並導致扭曲的無意識回應、感官知覺與保護動作。

時間一久，這種過度興奮的狀態便會削弱我們身體裡的其他系統，並對我們休息、消化、排毒、復原、穩定情緒及維持一般的運動與認知功能，產生負面影響。

換句話說，邊緣系統的損傷會讓大腦對壓力或刺激的反應過度敏感，導致慢性的病態行為，以及慢性疲勞、纖維肌痛症和多種化學物質過敏等疾病。

邊緣系統受損的症狀

以下跡象顯示邊緣系統並未以最佳功能運作，包括：

- ☑ 腦霧或無法集中注意力
- ☑ 精力不足及疲勞
- ☑ 慢性的關節和／或肌肉痛
- ☑ 感官知覺升高，包括嗅覺、味覺、光線、聲音或電磁敏感。

- ☑ 對香水、家用清潔劑、個人衛生用品或其他化學物質等敏感。
- ☑ 焦慮、擔憂、情緒波動或恐慌發作。
- ☑ 憂鬱
- ☑ 睡眠相關問題
- ☑ 食物過敏
- ☑ 頭痛
- ☑ 老是想著過去的負面事件，或是預期會有負面結果。
- ☑ 短期記憶問題

用精油治癒邊緣系統

我們可使用精油來幫助大腦重新整理，中斷引發壓力反應的錯誤思維模式與情緒，並重設邊緣系統的敏感度，使之不再太快或太常被觸發。重新連結邊緣系統中的神經迴路，有助於強化我們的情緒恢復力，並緩和我們對壓力、疼痛、疲勞、不愉快的經驗或情緒化想法，可能會做出的反應。

> “嗅覺可以直接通往邊緣系統的杏仁核，因此嗅吸精油對於處理壓力反應特別有效。”

嗅覺與邊緣系統的杏仁核直接相連，這裡與情緒反應與恐懼等情感創傷記憶有關。因此，特定精油的氣味可以在杏仁核過度反應時重新連接神經迴路，以鎮靜過度觸發的危險訊號，並協助杏仁核保持冷靜。由於嗅球也是邊緣系統的一部分，因此格外適合利用精油重設對威脅的感知，並緩和太快或太過頻繁的保護機制（請見P.194的副交感神經複方精油）。

嗅覺與情緒

紐約大學科學教授暨情緒大腦研究所所長約瑟夫·勒杜克斯（Joseph LeDoux）博士，於1989年發現杏仁核在情感創傷記憶的儲存與釋放方面扮演要角。

勒杜克斯博士是第一個認識到杏仁核會在大腦充分處理完所有神經訊號之前觸發情緒反應的研究者，換言之，情緒反應與記憶可以在沒有任何意識、認知參與的情況下形成。

嗅覺研究人員瑞秋·赫茲（Rachel Herz）以大腦處理情感的認識為基礎，在《科學人》雜誌中發表〈氣味會影響人們的情緒或工作表現嗎〉一文，其中指出：「嗅球是邊緣系統的一部分，並與處理情感（杏仁核）及進行聯結學習（海馬迴）的邊緣結構直接連結。

其他的感官系統並不具備像這樣與情感和聯結學習神經區域間的親密連結，所以在氣味會觸發情感連結的理由上，其實存在有強大的神經基礎。」

赫茲還寫到：「氣味觸發記憶的情緒力量強度無與倫比，遠非視覺與聲音能夠比擬。」就釋放創傷記憶而言，聲音不如氣味有效，因此比起談論自身問題，透過精油來釋放情緒，或許更有效果。

改善情緒

神經傳導物質是以電子訊號的形式，在我們的身體及大腦的細胞之間傳送資訊的化學訊息傳導物。當訊息可以輕鬆迅速地傳遞時，我們的大腦就能運作良好。而當神經傳導物質訊號的強度與速度減弱，便會影響我們的感覺與功能，進而影響我們的情緒、記憶、學習、自尊、焦慮程度和積極度。

神經傳導物質的作用

大腦會利用神經傳導物質來調節我們身體的許多重要功能，包括：呼吸、心跳速率、肌肉運動、食慾、消化、情緒和注意力，以及睡眠週期。

神經傳導物質會從某一個腦細胞表面，被釋出至細胞外空間（細胞外空間指兩個腦細胞之間的連接間隙，又稱為突觸間隙）。被釋出的神經傳導物質會穿越細胞外空間，與具接收性的腦細胞表面的特定蛋白質（稱為細胞受體）結合，並在負責接收的細胞內產生化學反應，讓電子訊號通過該細胞，進一步傳入大腦。

藥物也是利用同樣的路徑，對焦慮、憂鬱等情緒與心理問題發揮作用。像是巴比妥類藥物、麻醉劑、苯二氮平類藥物、抗憂鬱劑和抗癲癇藥等藥物，都會與大腦裡的細胞受體結合，以幫助改善情緒。

神經傳導物質的傳遞

大腦利用神經傳導物質，來調節體內的重要功能。

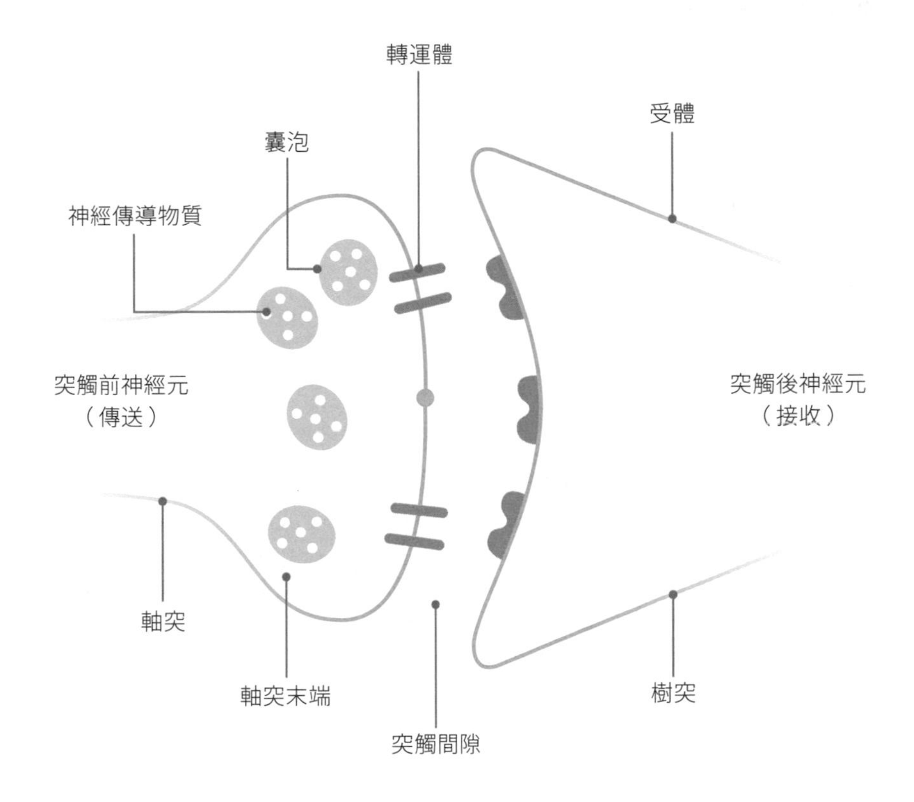

抑制性與刺激性的神經傳導物質

抑制性的神經傳導物質會降低神經脈衝的作用，刺激性的神經傳導物質則會增加其作用。我們可以透過促進抑制性的神經傳導物質，鎮靜我們的整體系統，或透過促進刺激性神經傳導物質，獲得更多能量和專注力。

情緒或大腦功能藥物的運作原理

許多專門用來支援情緒與大腦功能的藥物，都是強化神經傳導物質的效果，或避免這些介質被重新吸收，藉此改變大腦中不同神經傳導物質的平衡，或彌補失衡問題。

β受體阻斷劑（乙型阻斷劑）類的藥物，就是藉由阻斷神經傳導物質受體的方式來發揮作用。而你可能有聽過所謂的選擇性血清素再回收抑制劑（SSRI），這是一種常做為抗憂鬱劑使用的藥物類型，並透過限制細胞重新吸收神經傳導物質血清素及其結合受體的方式，來發揮效果。

精油如何影響神經傳導物質

當我們吸入精油時，便會傳送訊號至嗅覺系統，提醒大腦送出適當的神經傳導物質。某些精油中的芳香分子，能與細胞上接收體內鎮靜神經傳導物質GABA的受體結合，來幫助平衡大腦的興奮與壓抑程度，而這對正常的腦部功能與健康的神經系統來說極為重要。舉例來說，薰衣草精油中的沉香醇，就已被證實可活化GABA受體並阻斷會啟動壓力反應的大腦訊號，藉此調節腦內GABA的傳輸，帶來鎮定神經系統的效果。

透過嗅吸適當的精油，也能傳遞訊號至嗅覺系統，調節刺激性與抑制性的神經傳導物質的釋出。例如，期刊《現代藥物標的》（Current Drug Targets）中的〈芳香療法與中樞神經系統〉，就提及研究發現，嗅聞佛手柑、薰衣草和檸檬精油，有助於觸發大腦釋出血清素和多巴胺。混合甜羅勒、豆蔻、神聖羅勒、胡椒薄荷及迷迭香的複方精油，則能鎮靜刺激性的神經傳導物質去甲腎上腺素（請見P.211的專注複方精油），此外，依蘭依蘭也可以促進腦內啡的釋出。

用精油平衡神經傳導物質

精油有助於將神經傳導物質帶回至均衡狀態，透過調節以下幾種代表性的神經性傳導物質，補充不足、平抑過度，能幫助我們恢復情緒與身體的平衡。

▪ 腎上腺素

刺激性神經傳導物質腎上腺素，會激發我們神經系統的戰鬥或逃跑狀態，以應對有壓力或令人興奮的狀況。太多的腎上腺素會導致狂躁行為、偏執妄想、注意力不足過動症和心搏停止。而過少的腎上腺素則會導致精力不足與憂鬱。

黑胡椒、茴香、葡萄柚、茉莉和玫瑰等精油，已被證實可調節腎上腺素的濃度。例如，吸入玫瑰精油有助於安撫腎上腺素，將其濃度降低30%。相反地，吸入黑胡椒精油時，則有激勵效果，會顯著增加腎上腺素的濃度。

▪ 去甲腎上腺素

去甲腎上腺素會影響注意力與大腦中的反應作用。過剩會導致焦慮，不足則與憂鬱症等精神疾病相關聯。

研究發現，具有抗焦慮或抑制焦慮功效的精油，會透過降低去甲腎上腺素的濃度，讓焦慮得以緩解。而2008年發表於期刊《心理神經內分泌學》（Psychoneuroendocrinology）的研究〈嗅覺對情緒和自律神經、內分泌及免疫功能的影響〉指出，有清楚且一致的證據證實，嗅吸檸檬精油可強化正向情緒，並增加去甲腎上腺素的釋出。

- 多巴胺

帶來愉悅與獎勵的多巴胺，既可以是刺激性的，也可以是抑制性的。多巴胺能幫助我們感覺精力充沛、快樂、警醒且具有掌控力。太多的多巴胺會讓人過度爭強好勝、衝動或挑釁，而太少則與憂鬱、缺乏專注力、缺乏動力與冷漠態度相關聯。成癮物質如安非他命、古柯鹼和鴉片等，就會模仿我們身體的多巴胺反應。

調節類精油如薰衣草、檸檬、野馬鬱蘭（牛至）、迷迭香和百里香等，均可透過嗅吸或局部塗抹的方式，平衡我們的多巴胺濃度。

在2013年發表的一篇文章中，廈門大學的研究人員提出：「大多數研究和臨床應用經驗都已顯示，薰衣草、檸檬和佛手柑等精油，都有助於抒解壓力、焦慮、憂鬱及其他情緒障礙。值得注意的是，嗅吸精油能夠傳遞訊號至嗅覺系統，並促使大腦運用血清素或多巴胺等神經傳導物質，進一步調節情緒。」

- 血清素

神經傳導物質血清素會觸發快樂、幸福及滿足的感覺，並調節情緒、睡眠、記憶、食慾，還有社交行為。

充足且適當的血清素濃度能提供情緒與社交穩定度，而低濃度則與各種情緒障礙相關聯，像是憂鬱、焦慮、飲食失調、經前症候群（PMS）、睡眠困難及強迫性思考。最常使用的抗憂鬱處方藥如百憂解（Prozac）、樂復得（Zoloft）和立普能錠（Lexapro），便是藉由增加大腦中的血清素濃度來發揮作用。但不幸的是，這些藥物只對40%的用藥者有效。

多巴胺與血清素的共同運作

多巴胺與血清素結構相似，可幫助彼此平衡。多巴胺會觸發愉悅與獎勵的感受，當我們留意到某些可能讓人獲得獎勵的事物，多巴胺就會迫使你去追求；而血清素則會幫助我們忽視立即性的衝動。

嗅吸檸檬精油有助於減低焦慮，並提升血清素與多巴胺的濃度。其他於吸入時對多巴胺或血清素具正面影響的精油還包括：快樂鼠尾草、雪松、藍膠尤加利、羅馬洋甘菊和甜橙。

而薰衣草及其主要成分沉香醇會與血清素轉運體結合，這有助於讓血清素在我們的整體系統中停留更長時間（避免血清素被重新吸收）、促進幸福感、調節食慾，並支援學習與記憶。

- GABA

鎮靜類的神經傳導物質GABA會阻斷某些可導致焦慮的大腦訊號，並減少我們神經系統中刺激性與焦慮性的活動。GABA會幫助大腦切換至較低、較冷靜的檔位，並改善專注力。它能緩和身心壓力、降低焦慮，以及改善情緒與睡眠，同時也有助於支援我們的免疫與內分泌系統、調節食慾、提升代謝，還能降低肌肉緊繃度。

有幾種藥物，包括巴比妥類藥物、麻醉劑、苯二氮平類藥物、抗憂鬱劑和抗癲癇藥等，都是以大腦中的GABA受體為目標。但補充進人體的GABA與藥物可能難以穿過血腦屏障，這會阻礙這些治療物調節我們的GABA反應的能力。

GABA受體負責抑制性的訊號，例如抑制疼痛症狀。用於緩解疼痛和發炎的丁香酚，便會抑制或活化大腦化學訊號的細胞受體互動。薰衣草中的沉香醇，會阻斷啟動壓力反應、提升鎮靜神經系統的大腦訊號。其他含有沉香醇的精油如：甜羅勒、芫荽葉、快樂鼠尾草、芫荽籽等，也可以幫助調節GABA受體，增強神經系統的抑制基調。

■ 乙醯膽鹼

神經傳導物質乙醯膽鹼能幫助支援我們的心跳速率、呼吸、消化、排毒、大腦功能及運動。我們的迷走神經會釋出乙醯膽鹼來緩解疼痛與發炎。做為腸道和大腦之間主要的化學訊息傳導物，乙醯膽鹼可支援食物通過消化道。當大腦中乙醯膽鹼的濃度升高，通常會與認知功能的改善有關，包括規劃決策、記憶力、學習能力、創造力及積極性的強化。腦部的乙醯膽鹼若未達到健康的濃度，我們的記憶、處理速度與專注力都會變差，而乙醯膽鹼不足往往與認知衰退或阿茲海默症相關聯。

新的研究提倡使用鼠尾草和百里香等精油，來避免大腦中的乙醯膽鹼分解。根據發表於期刊《神經再生研究》（Neural Regeneration Research）的文章〈用於健康老化的精油和功能性草藥〉，精油能「延緩認知衰退的進展，並改善阿茲海默症患者的生活品質」。此外，丁香與萊姆的複方精油也能支援迷走神經，釋出乙醯膽鹼（請見

P.194的副交感神經複方精油）。

■ 麩胺酸

被稱做記憶神經傳導物質的麩胺酸，也叫麩醯胺酸，能支援認知功能、情緒、感官資訊，以及運動協調，且與其他神經傳導物質的活性相關聯。過多的麩胺酸會損害神經元與神經網路，導致許多神經系統疾病，而太少的麩胺酸刺激則會造成注意力難以集中或精神耗弱。薰衣草等精油有助於讓我們在正確的時刻釋出正確濃度的麩胺酸。

■ 腦內啡

能讓我們感覺良好的神經傳導物質腦內啡，是在運動時，又或是在應對有壓力的狀況或疼痛時，會釋出的鴉片類化學物質。腦內啡有助於減緩疼痛，並促進充滿喜悅的幸福感和欣快感。某些香氣、動作和食物，能藉由影響腦內啡的產生，來提振我們的心情。例如香草的香味能幫助緩解焦慮，而依蘭依蘭也能刺激會釋出腦內啡的大腦區域。

氣味與憂鬱

嗅覺與憂鬱有關。事實上，嗅覺敏感度的降低，往往與臨床憂鬱症相關聯。依據2007年期刊《生理與行為》（Physiology & Behavior）上發表的研究〈長時間吸入玫瑰氣味對兩種焦慮動物模型的影響〉，指出較長期間持續嗅吸玫瑰精油，會激發一種「抗焦慮作用」，效果類似於「某些血清素作用藥物」。

內分泌系統、荷爾蒙與減重

荷爾蒙是會影響我們的感覺、思考、功能運作與外觀的化學訊息傳導物。

我們的內分泌腺體會將荷爾蒙分泌至血液中，循環全身，進而影響並協調細胞間的各項活動；尤其是腦細胞的活動。荷爾蒙所負責的體內功能多不勝數，從頭髮的生長與膚質，到代謝食物、維持體溫、讓心臟跳動、為性與生殖做好準備、補充能量、維持體重等，當然，荷爾蒙會影響我們的情緒。

下視丘指揮荷爾蒙，負責控制體重、能量平衡與新陳代謝。胰島素、瘦素和飢餓素等荷爾蒙，能協助下視丘調節食物的攝取與飽足感，其中胰島素會藉由傳遞訊號給下視丘的方式來傳達飽足感，以降低食慾。因此不夠敏感的下視丘會連累飽足感訊號的傳遞，導致體重增加。

人體中的內分泌腺體，包括下視丘、腦下垂體、松果體、甲狀腺、腎上腺、胰臟、胸腺及性器官，都會產生荷爾蒙，而這些荷爾蒙會影響個別器官，並協同運作以控制循環於全身的荷爾蒙濃度。

人體的內分泌系統

荷爾蒙的健康仰賴內分泌器官的健全運作，而精油能幫助平衡內分泌腺體的健全運作、增進健康的細胞通訊，並加強老舊荷爾蒙的排毒作用，以恢復健康的荷爾蒙生產與輸出。

人體的內分泌系統

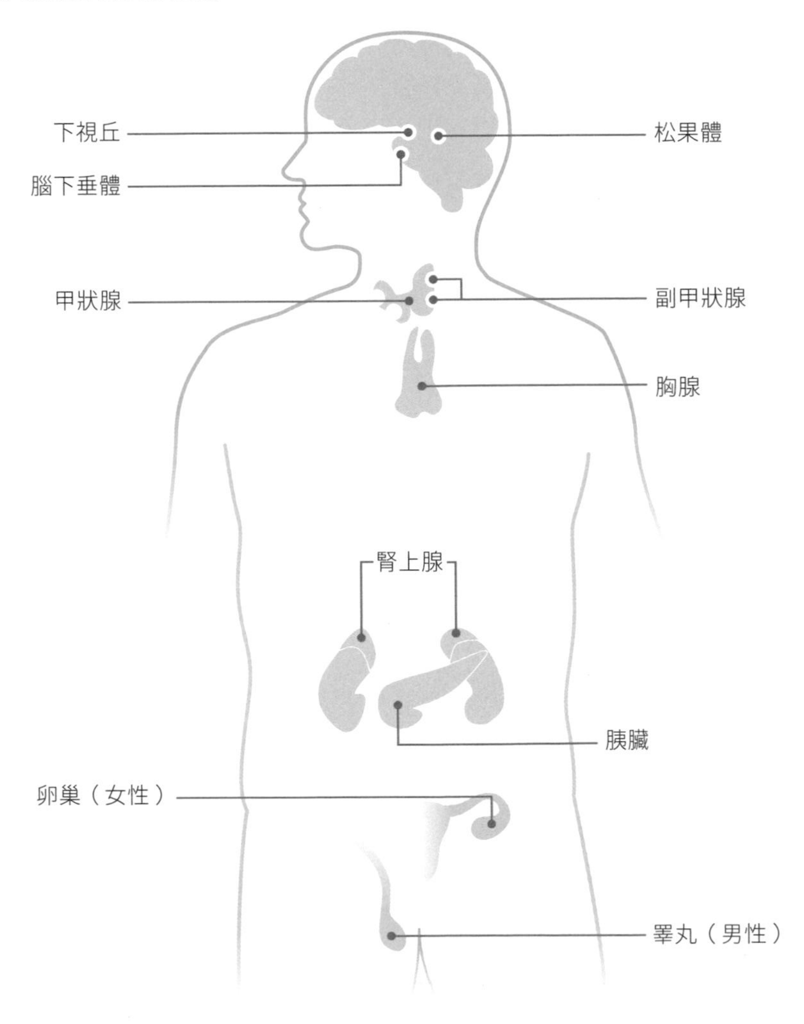

> 荷爾蒙在身體儲存脂肪的方式，以及決定該在何時如何燃燒脂肪做為燃料上，具有顯著的影響力。

只要有任何一個內分泌腺體失衡，或是荷爾蒙沒有被適當地消除，就可能表現為如下的各種症狀：

- ☑ 體重快速增加，且這種趨勢難以改變。
- ☑ 經期不規則、強烈的經前症候群、熱潮紅或其他的更年期症狀。
- ☑ 感覺悶悶不樂、煩躁易怒或想哭。
- ☑ 情緒不穩或難以預料
- ☑ 頭頂掉髮，或者在下巴或奇怪的位置長出毛髮。
- ☑ 感覺頭髮乾燥且「容易斷裂」
- ☑ 臉頰或下巴的皮膚下垂，且看起來皺皺的。
- ☑ 脂肪堆積在新的位置，像是手臂後側的蝴蝶袖、肚子、胸前或膝蓋。
- ☑ 性慾低落
- ☑ 皮膚乾燥或指甲脆弱易斷裂
- ☑ 記憶力差或經常想不起詞彙

平衡內分泌系統

珍珠大小的下視丘位於腦幹上方，擔任著內分泌系統的執行長角色。下視丘會釋出荷爾蒙，影響人體內的許多重要程序，包括調節體溫、新陳代謝、壓力反應、睡眠週期、性慾、情緒及能量水平。

下視丘的主要工作是讓我們保持在健康的平衡狀態，亦即所謂的體內恆定。做為大腦內部的感測器，下視丘如恆溫裝置般，收集由大腦感知到的各種資訊，包括：周遭溫度、光線照射量、血液內的荷爾蒙濃度及感覺等，並調整送往身體的結果訊號。荷爾蒙的執行長下視丘和它的營運長夥伴腦下垂體，會透過刺激性或抑制性荷爾蒙的釋出，告訴系統中其他的內分泌腺體要開始或停止荷爾蒙生產，藉此維持內部平衡。

如果下視丘受損，或是無法充分發送及接收訊息，這些溝通也會因此受到影響。這就像傳話遊戲一樣。你必須聽得正確、清楚，才能夠準確地把內容傳出去。下視丘需要從身體接收清晰的訊息，因為所有傳出的荷爾蒙訊號，都是以這些傳入訊息的清晰度為基礎。

下視丘失衡的症狀	
體溫問題與怕冷	頭髮或皮膚的變化
便秘	精神遲緩
情緒低落	月經週期改變
過度口渴與頻尿	體重增加
疲勞	性慾降低

導致下視丘受損的原因

創傷、壓力及毒素都會引起下視丘的發炎現象，並阻礙健康的功能運作。

- **創傷**

創傷性的腦損傷會影響大腦中的荷爾蒙生產水平。我們的大腦具有果凍般的濃稠度，任何在頭骨內突然或極端的前後運動或旋轉，都可能造成血管的挫傷或撕裂傷。而下視丘－腦下垂體腺柄的腫脹、出血及結構損傷，也都會讓下視丘受損。

除此之外，發炎也會損害透過下視丘傳導訊號的神經，影響如瘦素、飢餓素等有助於控制體重及代謝的荷爾蒙運作。

> 我們的下視丘必須以最佳狀態運作，才能精確測量身體所需的荷爾蒙濃度，並傳送適當的荷爾蒙反應。

▪ 壓力

我們的下視丘負責管理如皮質醇等壓力荷爾蒙的濃度（更多相關資訊請見P.131）。慢性壓力和皮質醇持續釋出會加重焦慮、憂鬱、創傷後壓力症候群及其他情緒障礙問題。慢性壓力也會在腦部產生長期變化，關閉我們緩解壓力的能力，甚至發展為邊緣系統失衡。

▪ 毒素

某些毒素會干擾我們的內分泌系統，並且模仿荷爾蒙。其中一些毒素會欺騙人體，讓人體以為它們是荷爾蒙，另一些毒素則是會阻止天然荷爾蒙發揮其作用。還有一些毒素會影響荷爾蒙在人體內的製造、分解或儲存方式，藉此增加或減少血液中的荷爾蒙濃度。此外，毒素也會改變人體對荷爾蒙的敏感度。

我們所呼吸的空氣、吃的食物、喝的水，或是使用的個人護理產品等，都可能讓我們接觸到這些毒素。

荷爾蒙

下視丘會生產重要的大腦荷爾蒙，其中有許多會作用於腦下垂體、腎上腺、甲狀腺及性器官，其他的則會影響腎臟功能、新陳代謝、母乳分泌、骨骼、肌肉量，以及兒童的身體發育。

大腦荷爾蒙失衡會改變我們身體功能的運作。例如：抗利尿荷爾蒙太多會導致水腫，太少則會造成脫水或血壓偏低。促腎上腺皮質素釋放荷爾蒙濃度過高，會導致面皰粉刺、糖尿病、高血壓、骨質疏鬆症、不孕症和肌肉問題；濃度太低則會造成體重減輕、皮膚色素沉澱增加、胃腸不適及低血壓。

荷爾蒙與減重

我們的嗅覺能刺激下視丘釋出荷爾蒙，以幫助我們感覺飽足並支援減重。氣味會透過嗅覺系統與杏仁核，直接到達下視丘。

研究顯示，嗅吸精油能直接影響大腦的飽足感中心。神經科醫師艾倫・赫希（Alan R. Hirsch）曾對超過三千名體重過重的病患進行為期六個月的研究。而他發現，嗅吸胡椒薄荷精油能夠抑制飢餓衝動。受試者們在未節食的情況下，每個月平均減少了約2.3公斤的體重。有些受試者甚至每個月減重多達8.2公斤。

赫希相信我們能夠欺騙大腦，讓大腦以為我們已吃進的食物比實際吃進肚子裡的更多，這樣我們就能在吃得較少時感到飽足。

根據赫希醫師的說法：「超過90%的味道來自氣味。當我們聞食物時，氣味分子進入鼻孔並到達嗅覺中心，然後發送訊號至大腦的飽足感中心，亦即下視丘，藉由引發會製造飽足感的荷爾蒙釋出，甚至在收到胃部所發出的『停止進食』訊號之前，就能傳達我們已吃飽的訊息。」

> 精油能夠協助我們的身體，鎮靜會促進飢餓感的荷爾蒙，並活化會促進飽足感的荷爾蒙。

用精油抑制會刺激飢餓感的荷爾蒙

精油能夠抑制會刺激飢餓感的荷爾蒙，使之減少釋出，這樣我們就會吃得比較少。

會刺激飢餓感並促進食慾的荷爾蒙，包括：

- ☑ 飢餓素
- ☑ 神經肽Y（NPY）
- ☑ 類胰島素胜肽5

一旦吃飽了，我們的胃就會傳送訊號給下視丘，要求減少飢餓素的產量，於是我們想吃東西的慾望便會降低。飢餓素的產量會在進食後的三十到六十分鐘降至低點，接著再於飯後三到四個小時漸漸回到空腹水平。

NPY會刺激飢餓感，尤其是對碳水化合物的渴望，以回應壓力、空腹或食物匱乏，而這可能導致飲食過量及腹部脂肪增加。

目前已發現胡椒薄荷精油能抑制飢餓素的釋出。胡椒薄荷中的薄荷醇會影響食物的氣味與味道，可遏止對食物的渴望。此外目前也已發現，嗅吸胡椒薄荷精油能減少NPY的釋出，尤其是在有壓力的時候（請見P.210的**渴望剋星複方精油**）。

用精油活化會刺激飽足感的荷爾蒙

精油能夠活化飽足感荷爾蒙。例如胰島素與澱粉素都是產生於胰臟中的荷爾蒙，可抑制飢餓感與食物的攝取。其中胰島素有助於將血糖送進細胞以提供能量或儲存。因此身為人體內主要的脂肪儲存荷爾蒙，胰島素的健康濃度能幫助抑制飢餓感。

肉桂精油及其關鍵成分肉桂醛，會使我們的細胞更能夠迅速接受胰島素，並幫助對抗胰島素阻抗（更多關於胰島素的說明，請見P.110）。當我們的胰臟處於平衡狀態，且能生產出健康水平的胰島素與澱粉素，身體就會收到停止進食的訊號。

除了胰島素，其他會降低我們的食慾並讓我們感覺吃飽了的飽足感荷爾蒙還包括：

由脂肪細胞產生的瘦素、腸道回應食物而分泌的膽囊收縮素（CCK），以及為回應食物以促進有效率的營養吸收並控制食慾，而於腸道中合成並釋出的YY胜肽和類升糖素胜肽。

▪ 瘦素

會通知下視丘說目前儲存的脂肪已足夠，不需要更多脂肪，若瘦素訊號很微弱，停止進食的訊息就不會進入大腦。

當我們的體重減輕時，體內的瘦素濃度會下降。大腦會認為我們正在挨餓，所以要催促我們吃更多。這正是長期持續減重如此困難的理由之一。胡椒薄荷精油可以支援如瘦素等飽足感荷爾蒙的釋出。

- 膽囊收縮素（CCK）

會促使膽汁從膽囊釋放至腸道，藉此幫助身體分解並消化脂肪。脂肪若是經過適當的消化處理，便有助於平衡血糖並給予我們飽足感。

較高濃度的CCK已被證實不論是在瘦子還是在胖子體內，都會降低食物的攝入量。支援健康的膽囊功能可幫助確保脂肪消化的最佳化，並輔助瘦素和CCK的釋出（更多關於支援膽囊與肝臟的資訊，請見P.201-202）。

- YY胜肽

可促進有效率的營養吸收，不僅能控制食慾，且被認為在減少食物攝取和降低肥胖風險方面扮演了重要角色。

- 類升糖素胜肽

有助於穩定血糖，可讓我們感覺飽足並降低食慾。減重手術會增加這些荷爾蒙的產生。而目前已發現，洋甘菊精油的活性成分可強化類升糖素胜肽的血糖穩定功能。

其他內分泌腺體

其他荷爾蒙分泌腺體的失衡也會引發體重增加問題，而精油能恢復內分泌腺體的健康功能。例如，睡眠不足會造成調節飢餓感及食慾的荷爾蒙出現變化：可抑制食慾的瘦素濃度降低，而能引發飢餓感的荷爾蒙和飢餓素則會增加。

我們的松果體會釋出褪黑激素，並幫助睡眠。所以支援松果體自然地釋出褪黑激素，在改善睡眠的同時也可能對減重有所幫助（更多關於松果體的資訊，請見P.75)。

▪ 甲狀腺

甲狀腺會分泌可提高新陳代謝的荷爾蒙，藉此控制我們使用能量及增加或減少體重的速度。

無論我們是否處於活動狀態，甲狀腺激素都會幫助身體燃燒脂肪，提供更多的身體與精神能量。功能低下的甲狀腺會使新陳代謝變慢，導致體重和身體質量指數（BMI）增加。

由甲狀腺所產生並釋出的荷爾蒙，能控制細胞燃燒來自食物之燃料以產生能量的速率，並影響代謝的過程、體重、能量、記憶力、膽固醇、肌肉強度、心跳速率和月經週期（更多關於用精油平衡甲狀腺的資訊，請見P.216）。

▪ 腎上腺

腎上腺所產生的荷爾蒙可支援身體的壓力反應、新陳代謝、鹽與水的平衡、免疫反應，甚至是性荷爾蒙（更多關於腎上腺的資訊，請見P.132-134）。皮質醇等腎上腺荷爾蒙的濃度長期持續升高，可能導致飲食過量及體重增加。

而我們的腎上腺髓質，是腎上腺的內層組織，會產生戰鬥或逃跑荷爾蒙腎上腺素，以及去甲腎上腺素，來幫助我們應付身體與情緒上的壓力（更多關於用精油平衡腎上腺的資訊，請見P.212）。

▪ 胰臟

我們的胰臟能藉由支援健康的血糖濃度與鹽分平衡，來幫助維持健康的體重。胰臟會釋出消化酵素和重要的荷爾蒙，包括胰島素、升糖素、胃泌素、體抑素和血管活性腸肽等，以協助消化食物。

洋茴香（註：孕婦、嬰幼兒應避免使用，一般成人建議稀釋至5%）等精油可透過局部塗抹的方式，用於支援胰臟，好維持健康的荷爾蒙濃度與功能（更多關於用精油平衡胰臟的資訊，請見P.215-216）。

排毒以達成荷爾蒙平衡

除了製造健康的新荷爾蒙外，我們還需要消除老舊的荷爾蒙。若老舊的荷爾蒙沒有離開身體，並再次循環至血液中的話，我們的荷爾蒙濃度與功能就會出錯。血液中的其他物質，像是礦物質或是會干擾內分泌的毒素等，也會讓我們的荷爾蒙失去平衡。

> 「支援如肝臟、膽囊、腎臟及腸道等排毒通道，可幫助消除過多的荷爾蒙，並平衡荷爾蒙的濃度。」

肝臟是重要的脂肪燃燒器官，可幫助調節我們體內的荷爾蒙平衡。肝臟會產生膽固醇，而膽固醇是製造荷爾蒙所需的必要前體。此外肝臟也會分解並移除人體內有害毒素、多餘的荷爾蒙與廢物。

如果肝臟運作遲緩或是被廢物堵塞，多餘的荷爾蒙就會在我們的整體系統中（以及腰部周圍）積聚，導致荷爾蒙失衡的狀況，例如所謂的雌激素優勢。

雌激素一旦完成它在人體內的任務，就會被送往肝臟，以便被分解並透過膽囊、腎臟、結腸進行排除。如果我們的肝臟阻塞或是負荷過重，無法以最佳狀態發揮功能，就無法以正常速率排除雌激素。這時雌激素可能會被重新吸收至體內，導致如疲勞、腦霧、體重增加、焦躁易怒、性慾低落及憂鬱等症狀。

過多的雌激素，會讓來自膽囊的膽汁變得太濃稠而停滯不動，更無法有效率地流動並排除多餘的荷爾蒙。

積聚在人體內的荷爾蒙一旦過多，便會進一步造成肝臟的負擔並壓垮肝臟，導致荷爾蒙失衡的惡性循環。更重要的是，若有太多已用過的多餘荷爾蒙漂浮在血液中，我們的下視丘便可能無法傳送訊號給腦下垂體，要求釋出新鮮的荷爾蒙。

當排毒系統運作不良時，荷爾蒙就可能開始彼此干擾。而用精油支援肝臟與膽囊，可幫助改善其活力與能力，以輔助荷爾蒙的平衡（請見P.207-208）。

精油如何支援細胞受體

荷爾蒙是藉由結合位在細胞內部或表面的受體來進行通訊，就像鑰匙插進門鎖上的鑰匙孔一樣。

一旦荷爾蒙鎖定於其受體，便會傳送訊息，使目標部位採取特定行動，像是刺激或抑制食慾、改變能量水平。例如，乳癌的治療便是鎖定荷爾蒙受體以改變細胞的生長模式，避免癌細胞生長。此外，被稱做內分泌干擾物（EDC）的毒素，能夠與這些細胞受體結合並進行破壞，損害我們正確地接收或回應荷爾蒙訊號的能力。

脂溶性的精油可用於維持細胞膜的滲透性。這有助於控制細胞的功能與訊號傳導，讓細胞之間的通訊良好。

> “細胞膜具親脂性，會與精油互動，讓精油有機會幫助修復細胞膜及受體部位，進而影響荷爾蒙的訊號傳導。”

大衛・史都華（David Stewart）在其著作《精油的化學》（The Chemistry of Essential Oils）中更進一步提到，精油不僅會與細胞受體結合，也會清理細胞受體。

在《精油的化學》中提及，被稱做類苯基丙烷的精油成分會「清潔位於細胞上的受體部位」。在洋茴香、甜羅勒、肉桂皮、肉桂、丁香、野馬鬱蘭（牛至）和胡椒薄荷等精油中，都含有類苯基丙烷。

總結來說，精油之所以能發揮作用，並不是透過模仿或增強我們身體本身自然產生的荷爾蒙，而是協助細胞受體的清潔和修復，好讓我們本身的荷爾蒙能自然地與細胞受體結合，並引發我們體內所需的化學反應。

STEP5

調節免疫系統，緩解發炎狀況

發炎是一種免疫反應，
本來就該是一種短期的治癒與保護措施。
恢復免疫系統的適當平衡，
並緩解大腦的發炎狀況，
對健康的腦部功能而言極為重要。
畢竟免疫系統的資源有限，
無法同時參與所有戰役。

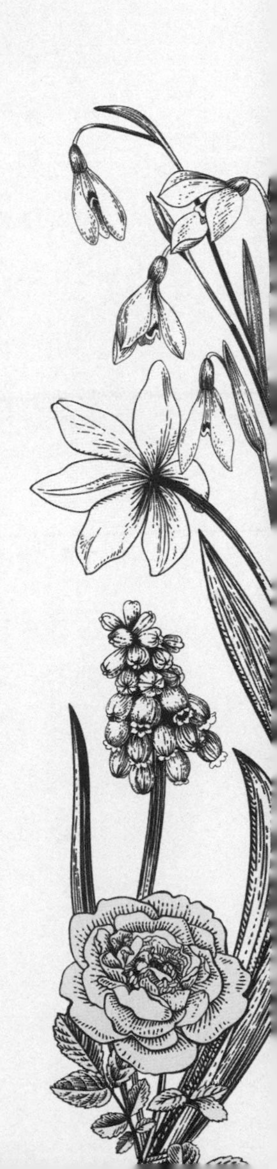

逆轉腦內的發炎狀況

你是否曾走進家裡的另一個房間去拿東西，卻在進了房間後忘記自己要拿什麼？或許你也有過無論如何就是想不起某個詞彙或人名的時候？你能夠詳細描述，但就是沒辦法想起正確的詞彙，就彷彿詞彙都已經到了嘴邊，但不知何故消失在腦海中。又或者，你可能感覺自己變得越來越容易疲勞，尤其是在完成了閱讀或開車等需要集中注意力的任務之後。

這些都是大腦發炎的早期徵兆，如果放任不管，便可能導致阿茲海默症或帕金森氏症等神經退化性疾病。

什麼是發炎？

發炎代表人體面對受傷、感染、甚至心理或情緒壓力源時，自然啟動的一系列免疫反應。其中，白血球與名為細胞激素的促發炎化學物質會被送去修復受損組織，同時保護我們免於感染或病毒、細菌等任何外來入侵物的傷害。少了發炎現象，傷口就不會癒合，而感染也可能變得致命。當身體痊癒時，發炎的狀況就會逐漸消退。

急性發炎

當人體組織受傷時，急性的發炎便會引發疼痛與功能障礙或喪失，以保護該區域並促進癒合，同時帶來免疫細胞、荷爾蒙及營養物質。血管會膨脹並擴張，以增加組織的滲透性與血流量，讓白血球能更輕易地流進受傷的部位，同時會造成紅腫及發熱等症狀。

慢性發炎

慢性發炎指的是長期或持續性的低度發炎反應。可能的表現為發炎持續時間過長或在並不需要的地方發炎，且會在全身造成一種穩定的低度發炎狀態。

慢性發炎可能會因為無明顯症狀，而在不被發現或加以治療的狀況下持續多年，默默地傷害關節、動脈及器官的組織，並導致下列的各種發炎衍生的病症：

- ✓ 由小腸發炎引起的腸漏或食物過敏
- ✓ 由大腦（神經）發炎引起的失智症、憂鬱症，或是認知衰退。
- ✓ 由支氣管發炎引起的哮喘發作
- ✓ 由腎臟發炎引起的高血壓或腎衰竭
- ✓ 由大腸發炎（結腸炎）引起的痙攣或腹瀉
- ✓ 心臟發炎（心肌炎）引起的呼吸急促或體液滯留

慢性發炎有可能是腦霧、記憶問題、低腦電壓、注意力缺失症和注意力不足過動症、憂鬱、焦慮等認知及情緒等眾多問題，以及自體免疫疾病的根源。

大腦的發炎

大腦發炎是一種保護性措施，可以保護我們的腦部免受毒素及感染的侵害，並做為重新平衡、設定與自我治療的方式。不同於身體部位的發炎，我們的腦部在發炎時，可能不會實際感受到疼痛；這是因為大腦裡並不存在針對疼痛刺激的感官受體，亦即所謂的痛覺受器，因此更有可能造成大腦發炎持續多年而不被發現。順帶一提，頭痛或偏頭痛等頭部疼痛是由血管系統所引發，而不是由發炎引起。

> 大腦發炎會引發功能喪失的現象。這是因為當我們的腦部發炎時，會降低處理速度，導致我們的專注時間和反應速度隨之變慢。

大腦發炎的症狀有哪些？

我們的大腦會以讓我們產生心理感受的方式，傳達發炎狀況。例如失去動力和積極性，像是無法起床，或是很難保持活力等。大腦發炎的其他症狀，還有疲勞、情緒障礙等，包括：

- **腦霧**

可能會有思考遲緩或模糊的現象，又或是反應遲鈍。大腦裡的發炎狀況會減慢腦細胞之間的通訊，讓腦部的整體運作變慢，並導致如注意力不集中、難以做出決定及混亂困惑等症狀。

- **低腦電壓**

在集中注意力或思考方面可能會有難以持久的現象，且容易在如開車或閱讀等需要專注力的活動之後感到疲倦。

- 神經退化

大腦的發炎會使腦部組織退化，並增加β類澱粉蛋白，也就是阿茲海默症的主要病理特徵。

- 疲勞

慢性發炎會使我們的免疫系統超時工作，增加對細胞能量的需求，並耗盡能讓我們感覺身心充滿活力所需的燃料。

- 煩躁或憤怒

大腦發炎會導致如憤怒及煩躁等情緒障礙。

- 憂鬱

細胞激素會阻礙帶來快樂的血清素釋出，導致憂鬱的感受。

- 記憶問題

發炎可能會破壞能幫助記住詞彙與名字的神經連結，導致我們再怎麼努力也想不起來。

- 對香味的過度反應

大腦發炎會造成對刺激的過度反應，包括對各種氣味的過度反應。

- 焦慮

大腦發炎會讓我們感到焦慮、緊張或不安。

- 運動表現變差

從大腦傳送至神經、告知肌肉動起來的訊號有多強，我們的肌肉力量就有多強。而發炎會讓大腦的通訊速度變慢。

大腦慢性發炎的關鍵指標

以下一系列的症狀，是當大腦慢性發炎時，會出現的身體反應：

▪ 疼痛

大腦的神經元本身無法感覺到疼痛，但慢性發炎可能引起我們其他部位的疼痛，像是肌肉、關節等。這是因為當細胞激素濃度升高時，可能會攻擊肌肉和關節組織，導致紅、腫、痛，並造成如痠痛、肌肉無力或運動受限等身體症狀。

▪ 消化不良

大腦通訊不良的早期徵兆之一，就是迷走神經活動不佳，並表現為消化功能問題。

迷走神經連接了大腦與腸道，這表示任何影響迷走神經訊號的發炎狀況都會妨礙消化功能，導致進食後經常肚子不適、難以吞嚥營養補充品或大口食物、脹氣、腹痛、放屁、便秘及拉肚子等症狀。

▪ 各種皮膚問題

發炎往往是由免疫系統的高度敏感所造成，會引發如疹子、面皰粉刺、濕疹、蕁麻疹和皮膚乾燥等問題。

▪ 產生過多的黏液

發炎會驅使黏膜為了保護呼吸系統內壁而產生濃稠的黏液，導致咳嗽、打噴嚏、鼻塞或流鼻水、喉嚨痛、需要清喉嚨、口腔潰瘍、眼睛發癢且流淚、胸悶、呼吸急促，以及呼吸困難等。

造成大腦慢性發炎的原因

大腦的慢性發炎可能是來自反應過度或故障的免疫系統，而這可能是因為我們的身體正在試圖對抗某個潛在問題。以下幾個因素會增加我們產生慢性發炎的風險。

- 創傷性的腦損傷或腦震盪

物理性傷害會使大腦的免疫細胞展開治癒程序，移除死亡及受損的神經元而導致大腦發炎。當體內有其他失衡狀況存在時，大腦裡的免疫細胞不會停止運作，這表示在損傷癒合後，腦內發炎還可能持續很長時間。

- 中毒

環境毒素如金屬、黴菌、化學物質及殺蟲劑等，都會導致發炎。

- 慢性感染

細菌、病毒或真菌感染，例如鼻竇、肺部和腸道感染，或牙齦疾病等，都會驅使大腦的免疫系統進行攻擊，於是導致慢性發炎。

- 腸漏

腸道發炎時大腦就會發炎。因為細胞激素產生於腸道，並往返於大腦與腸道之間。若要緩解系統性的發炎，就必須同時緩解腸道與大腦的發炎狀況。

- 慢性壓力

壓力會造成如皮質醇等荷爾蒙的釋出，而這類荷爾蒙會驅使大腦裡的細胞激素增加。

- 發炎飲食

糖、加工食品或酒精等食物，會引起發炎現象。同樣地，食物過敏或食物不耐症也會導致腸道與大腦發炎。

- 荷爾蒙失衡

性荷爾蒙（如雌激素和睪固酮）或甲狀腺激素的濃度偏低。

- 血糖失衡

這部分包括低血糖、胰島素阻抗（高血糖）以及糖尿病，而這些都會使大腦發炎。

- 電磁頻率（EMF）

有研究指出，來自手機、螢幕、WiFi和家中各種電子線路的電磁頻率，會顯著增加大腦的發炎指標。

緩解發炎，保護腦細胞

人體只有兩種組織不會進行細胞分裂，那就是大腦與心臟。我們體內大部分的細胞都會死去，並製造出新細胞替代，但神經元並非如此。我們出生時擁有一定數量的腦細胞，在胚胎與嬰兒時期發育完成後，這就是我們接下來一輩子所擁有的腦細胞了。這意味著腦細胞一旦死去，就會永遠消失。這也是為何導致腦細胞死亡的慢性發炎，可能造成大腦退化的理由之一。

我們必須緩解腦部發炎，以保護大腦免於神經退化，這麼做也代表著減慢退化速度以保留神經元，並維持大腦功能。在慢性發炎的狀態下，維持腦細胞正常功能會變得相當困難。

血腦屏障與大腦發炎

有害物質能夠通過血腦屏障進入我們的大腦，並引發持續的發炎狀況。因此，修復破損的血腦屏障，是治癒大腦發炎的第一步。

血腦屏障被滲透時的可能症狀

血腦屏障一旦破裂，就無法阻止有害分子進入且進一步損害大腦，因此會讓發炎分子引發持續性的免疫反應，造成慢性大腦發炎，並加速腦部退化。《為什麼我的大腦不工作？》作者達蒂斯．哈拉齊安博士便指出：「血腦屏障的可滲透程度，決定了大腦的發炎程度。」你可以把破裂的血腦屏障想成是個大腦中的開放性傷口，環境化合物及會引發免疫反應的抗原等因此暢行無阻，闖進結構精密的大腦中。

當血腦屏障變得可滲透時，會引發一連串發炎狀況，造成各種腦部與精神健康的問題及症狀，包括：

- ☑ 腦霧、思緒模糊，或想不起事情。
- ☑ 腦疲勞、無精打采，或是在需高度專注的任務（如開車或閱讀）後、接觸到某些食物蛋白或化學物質後大腦續航力降低。
- ☑ 憂鬱
- ☑ 焦慮
- ☑ 認知衰退或精神速度有明顯變化
- ☑ 缺乏動力
- ☑ 頭暈
- ☑ 耳鳴
- ☑ 言語、行為或性格上的改變。
- ☑ 肌肉張力的改變或是肌肉無力
- ☑ 顫抖、震動或或不自主地抽搐。
- ☑ 頭痛或偏頭痛
- ☑ 注意力缺失症和注意力不足過動症

這些症狀一開始或許很短暫且轉瞬即逝，但隨著時間逐漸拉長，它們就會變得更持久、固定。而功能一旦喪失，就會更難恢復。正如哈拉齊安博士所指出的：「若你失去了一定數量的神經元，（治癒的）

潛力便確實消失了。」換言之，最好的治癒策略就是在傷害惡化之前阻止它——也就是修補我們的血腦屏障。

什麼會損害血腦屏障？

任何會引起大腦發炎的東西，都可能損害血腦屏障的完整性。發炎會驅動一連串的化學變化，讓血腦屏障的緊密連結變得具滲透性。

- **壓力**

壓力會造成皮質醇的釋出，引發發炎反應，進而提高解連蛋白（Zonulin，一種產生於腸道中的小型蛋白質，能夠調節緊密連結，讓血腦屏障更具滲透性）的濃度。

- **創傷**

創傷性的腦損傷或中風等對大腦直接的物理性傷害，都會引起發炎並損害血腦屏障。當腦細胞受傷或受損時，會釋放發炎訊號，使血腦屏障更容易滲透，好讓免疫細胞能進入大腦並清理受傷腦細胞釋出的碎片。若這些碎片沒有被清理乾淨，就會觸發額外的免疫反應。

- **感染**

任何類型的病毒、細菌、寄生蟲或真菌感染，都可能影響血腦屏障的完整性。

- **黴菌**

研究發現，如黴菌等真菌感染及其有毒副產品黴菌毒素會降低血腦屏障的完整性。

- **毒素**

重金屬不該通過血腦屏障，因為它們極具神經毒性。但透過某些疫苗、汞合金和化學製劑（鋁的奈米粒子）而暴露於環境中的金屬，會繞過血腦屏障或被包藏著進入人體，並造成損害。

- 缺乏睡眠

睡眠對恢復血腦屏障來說非常重要。睡眠不足已被證實會妨害血腦屏障的運作，並增加其滲透性。此外研究也顯示，褪黑激素能夠穩定血腦屏障，並避免由創傷性腦損傷造成的損害。

感染對血腦屏障的影響

發表於期刊《醫學科學評議》（Medical Science Monitor）上的一項研究，詳述了「血腦屏障的保護效果在細菌和病毒感染期間喪失」，會如何觸發「血腦屏障的可滲透性增加和微生物直接入侵大腦的狀況」。根據加拿大西門菲莎大學研究人員麗莎．克雷格（Lisa Craig）的說法，這正是腦膜炎如此危險的原因之一，因為腦膜炎會破壞腦細胞的緊密度。「這使得細菌可以在細胞間滑動，且能進入大腦及其周圍薄膜之間的空隙。細菌在空隙中引起發炎反應，導致液體堆積，就會對大腦帶來壓力。」

用精油輔助血腦屏障

《改善情緒障礙的腸道食療聖經》一書的作者娜塔莎．坎貝爾．麥克布萊德（Natasha Campbell-McBride）博士指出，血腦屏障是由與腸壁相同的細胞和菌叢組成，且會不斷自我更新。精油獨特的化學性質，非常適合用於修復緊密連結，恢復血腦屏障的完整性。

已消化植物纖維的次級代謝物或副產品被稱為短鏈脂肪酸，它是由脂質組成，可進入細胞膜，並以其治癒發炎的能力而備受讚譽。精油具有相同的化學成分和運作方式，因此也能支援大腦與神經系統的標準電子訊號功能。例如，精油能幫助細胞膜接收鎮靜的訊號，以恢復血腦屏障並消炎。

> 幸運的是，在獲得來自植物及精油的正確營養時，我們的血腦屏障具有相對快速的自我再生潛力。

運用精油，同時搭配飲食上的改變，便有機會解決引發血腦屏障滲透性的根本問題，並幫助恢復血腦屏障的完整性。將精油塗抹於局部皮膚，可發揮極大作用，透過協助穩定並阻擋過度活躍的免疫細胞以抑制神經發炎，來讓血腦屏障修復並癒合。其中，乳香精油尤其能幫助減少發炎，並促進受損、有壓力或慢性發炎的結締組織再生。精油可從以下三種角度輔佐血腦屏障。

1. **減少腦部的發炎狀況**

大腦發炎一旦產生，就很難消除。而精油能抑制細胞激素的釋出，藉此緩解在大腦內部的發炎，這可以改善腦部循環，有助於從內部治癒發炎。來自期刊《老化神經科學前沿》（Frontiers in Aging Neuroscience）的一篇研究發現，精油「具有保護神經、抗衰老的潛力，且能有效治療失智、癲癇、焦慮及其他神經系統疾病。」

2. **增加流往大腦的血流量**

增進流往大腦的血液與氧氣量，有助於恢復我們的血腦屏障。這是運動在治癒大腦發炎方面非常有幫助的原因之一。

3. **改善睡眠**

睡眠對恢復血腦屏障而言極為重要。沒有充足的睡眠，就不可能解決發炎問題，因為缺乏睡眠會使我們的免疫系統被啟動，進而引起慢性發炎反應。

精油如何消炎

一旦血腦屏障癒合並重新密合，也就成功阻止了持續性發炎所驅動的猛烈攻擊，此時，就必須幫助自己消除大腦內部的發炎狀況。一般認為，大腦的免疫細胞一旦活化，就沒有關閉鈕，但植物與omega-3脂肪酸等脂溶性的治療劑，已被證實能平息大腦的發炎狀況。植物性油脂如CBD油和精油，均以脂質為基礎，也被視為消炎的停止鍵。

治癒大腦的Omega-3油脂

要更充分理解精油消炎機制的運作方式，就必須瞭解植物和omega-3油脂如何消除發炎。取自鮭魚、鮪魚和大比目魚等多脂魚類的Omega-3脂肪酸，像是二十碳五烯酸（EPA）和二十二碳六烯酸（DHA）等，都能減少大腦的發炎狀況。我們的身體能從另一種叫α-亞麻酸（ALA）的omega-3脂肪酸製造出EPA和DHA，α-亞麻酸存在於許多植物中，如核桃、亞麻仁、奇亞籽和大豆。植物性飲食能讓人體更有效率地將ALA轉換成EPA及DHA。EPA和DHA等Omega-3脂肪酸能透過鎮靜細胞膜對發炎的反應，平息大腦的發炎狀況。它們是腦細胞膜的主要成分，並有強大的抗發炎功能。因此有助於腦細胞膜的健康。

Omega-3脂肪酸似乎會干擾傳送發炎反應訊號的細胞內訊息傳導物。當細胞被外部刺激活化時，細胞膜便會釋出花生四烯酸來觸發發炎免疫反應。而Omega-3油脂、CBD油及精油等植物性油脂能提供溫和自然的途徑，中和並鎮靜細胞內與細胞間的訊號傳送或通訊，進而平抑發炎反應。2008年有項關於omega-3脂肪酸飲食的研究指出了這些油脂如何與細胞受體結合，並幫助鎮靜細胞間的溝通；這會緩和細胞激素的釋出，避免發炎加劇。實際上有多種非類固醇的抗發炎藥物，都以相同機制來緩解發炎。

支援迷走神經以對抗發炎

我們的迷走神經擔任身體的監測系統，同時也是發炎反應的關閉鈕。迷走神經遊走全身，連接至體內會釋出發炎訊號的器官與組織（更多關於迷走神經的說明，請見P.34）。

發炎訊號如促發炎化學物質或腫瘤壞死因子（TNF）等，會從脾臟的免疫細胞釋放出來，提醒迷走神經釋出抗發炎的神經傳導物質乙醯膽鹼。乙醯膽鹼就像是人體內的發炎煞車器，會抑制這些促發炎訊號的產生。

發炎反射機制有賴於健康的迷走神經訊號。當迷走神經反應遲鈍時，會以較低的產能運作，反而可能導致系統性的發炎。因此在處理身體與大腦的發炎狀況時，用精油調節迷走神經也會有所幫助。

抑制發炎的精油

精油具有天然的抗發炎特性，且不論是在動物還是人體的研究中，都已被證實可抑制發炎指標。

- **胡椒薄荷精油**

具有天然的鎮痛、麻醉和抗發炎特性，可幫助鎮靜發炎狀況。而胡椒薄荷精油中的薄荷醇、薄荷酮及甲基酯可緩解發炎。胡椒薄荷已被證實有助於緩解腸道發炎，包括減少結腸及身體肌肉的痙攣。

- **丁香精油**

其抗發炎與麻醉特性，使之成為對各類疼痛而言格外有效率且有效果的治療劑。丁香精油中的植物化合物類黃酮，已被證實可減少腦部發炎。與丁香精油有關的研究顯示，它能對好幾種促發炎生物指標增加，帶來有顯著的抑制效果。

▪ 乳香精油

存在於乳香樹脂中的活性成分乳香酸，與抗發炎及緩解疼痛有關。而乳香精油以其抗發炎、增強免疫及緩解疼痛的特性備受讚譽。研究顯示，乳香精油及其抗發炎成分α-松油萜能明顯抑制發炎，並強化免疫支援。此外其化學成分冰片（龍腦）具有麻醉與抗痙攣的效果。

▪ 百里香精油

百里香精油也能夠抑制發炎，並將發炎性COX-2酵素的表現降低近75%。COX-2也稱做環氧化酶-2，是一種會引發發炎反應的酵素。使用阿斯匹靈和布洛芬等非類固醇的抗發炎藥物對COX進行藥物性抑制時，可緩解發炎與疼痛症狀。

百里香精油當中，頭狀百里香精油的成分百里酚與香荊芥酚，以抗氧化、抗微生物、鎮咳、祛痰、抗痙攣及抗菌效果而聞名。不過酚類比例高，需調和其它精油或是稀釋低劑量使用（針對治療發炎的具體建議請見P.218）。

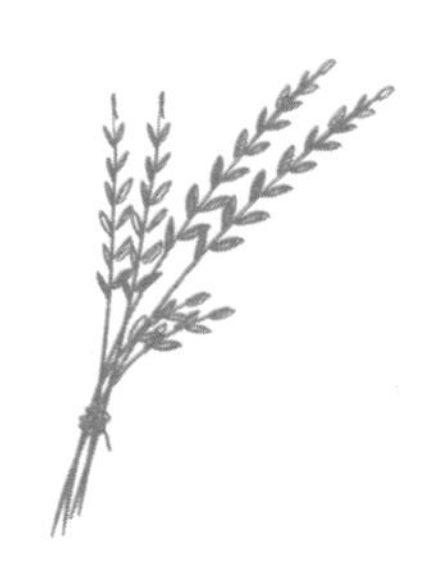

支援健康的免疫功能

我們的免疫系統，保護我們免於有害物質（亦即所謂的抗原）的侵害，而這些抗原包括了食物、化學物質、細菌、病毒、真菌、寄生蟲及環境毒素等。

健康的免疫系統應該要防止抗原通過皮膚、肺、腸道、鼻竇及血腦屏障等物理性的屏障，進入我們的身體。如果病原體鑽過屏障進入我們體內，免疫系統就會產生白血球、其他化合物及蛋白質，以攻擊並摧毀這些外來物質。但某些荷爾蒙，像是皮質醇，或是類固醇和化療藥物等，會使我們的免疫反應變得遲鈍，這會讓抗原能夠不受限制地蓬勃成長。

反之，由慢性感染或食物過敏引發的免疫系統刺激，可能會讓我們的免疫系統反應過度，將良性的食物或化學物質誤認成威脅，導致過度的過敏反應，以及對不同食物或化學物質的耐受度不佳。

此外，免疫系統除了無法保護自己的身體，甚至會攻擊自己的身體，將「自己的細胞」誤認成入侵的病原體。這在自體免疫性疾病中很常見，例如橋本氏病會攻擊自己的甲狀腺，類風濕性關節炎則是攻擊自己的關節。

人體的免疫系統

反應過度的免疫系統會對所有威脅都過度反應，於是導致如過敏、哮喘、濕疹、對多種食物敏感，甚至是自體免疫性疾病或癌症等問題。而狀態低落或反應不足的免疫系統，則會讓身體更容易感染及罹患疾病。

我們既希望免疫系統強大，又不希望它持續受到刺激。被過度刺激的免疫細胞，可能會引發如發炎性腸道疾病（IBD）等過度活躍的發炎狀況。同樣地，我們要做的並不是單純抑制過度活躍的免疫系統。雖說有很多療法都能改變我們的免疫狀況，但要知道自己的免疫系統到底是需要增強還是需要被抑制，往往並不容易。舉例來說，紫錐花會激勵免疫系統，因此在需要鎮靜時，就不該攝取這種草藥。

> “我們的目標是要透過調節和鎮靜，讓免疫系統達到平衡，並以自然的方式運作，而非去增強或抑制它。”

使用精油等自然療法，可讓免疫系統得到協調，回復到適當的平衡與運作。不論身體或大腦的免疫系統，都需要妥善的調節（用於調節免疫系統的精油請見P.218-227）。

大腦的免疫系統

我們的大腦擁有獨立且結構不同的免疫系統，稱為神經免疫系統。前面提過的血腦屏障以及血腦脊液屏障，都是具選擇性、可滲透的屏障，能夠保護神經元免於感染、外來細胞和疾病的侵害，此外，也有助於鎮靜腦部發炎、治癒腦損傷，以及修復受損的細胞。腦細胞包括神經膠質細胞與神經元兩種。

- 神經膠質細胞

在說明膠狀淋巴系統時提到，神經膠質細胞會保護、滋養和隔離神經元。它占了大腦的90%，會對外來入侵者做出反應、透過膠狀淋巴系統清除廢物與斑塊，並溶解已死亡的神經元。神經膠質細胞能支援腦細胞間的健康通訊，可增強記憶、認知、突觸功能、神經傳導物質的活性及其他重要的大腦功能。健康的神經膠質細胞不僅對管理複雜的慢性健康狀況來說很重要，也對降低阿茲海默症、帕金森氏症及其他神經退化性疾病的風險極具影響。膠質細胞當中的微膠質細胞，遍布於整個大腦與脊髓，也是大腦免疫系統的一部分。

- 神經元

占大腦10%的神經元，負責處理及傳輸資訊。神經元負責大腦內部的溝通，以及與腦部活動有關的一切，包括了智力、情感等，還會透過電子和化學訊號達成自動呼吸、消化或維持心跳等的能力。

過度活化的神經膠質細胞

當病毒或細菌侵入我們的身體，免疫系統就會協調並安排複雜且多面向的反應，一旦抗原被成功處理掉，免疫系統的抑制性T細胞便會取消攻擊並將部隊遣返。

不過，如果有抗原進入了大腦，只會由腦部微膠質細胞對入侵者進行全面攻擊，結果可能會同時導致周圍大腦組織的發炎與退化，而且不會有抑制性的免疫細胞T細胞跳出來取消攻擊。

神經膠質細胞的過度活躍會造成慢性的大腦發炎，以及認知功能的衰退。此外，過度活躍的神經膠質細胞也會對發炎刺激更加敏感，更容易因創傷、感染、毒素及壓力而持續發炎。這正是在短時間內發生兩次腦震盪之所以危險的理由之一。第一次腦震盪會讓神經膠質細胞處於備戰狀態，而一旦備戰就緒，第二次腦震盪便會使之活化，並在大腦裡引起一連串表現為頭痛、疼痛、視力模糊及疲勞的發炎反應。

> 當神經膠質細胞過度活化後，就會徹底改變且無法回到原本的狀態。這表示它們對酒精、麩質、睡不好等發炎觸發因素的敏感性會永久提高，你也必須更小心地管理自己的生活方式。

發炎的神經元

神經膠質細胞的活化產生發炎反應。當原本受保護的神經元發炎時，首先神經傳導速度會變慢或完全失去傳導能力，這時最嚴重的症狀，就是腦霧。

最終，長期發炎的神經元會導致大腦萎縮。而依據受影響的大腦區域不同，出現的症狀也不一樣。

疲勞是其中一種常見症狀。你可能會一直覺得疲倦且筋疲力盡，因為大腦沒有維持能量所需的耐力。憂鬱則是腦部發炎的另一種常見症狀，這被稱做憂鬱症的細胞激素模型，而這種類型的憂鬱症通常對抗憂鬱劑沒有反應。

平息過度活躍的免疫反應

免疫系統的平衡是整體性的問題。就像平・克勞斯貝（Bing Crosby）所唱的：「你必須強調積極面，消除消極面。」對過度活躍的免疫反應，我們應減少或鎮靜其潛在觸發因素，而針對有助於調節免疫系統的器官，可以增強其恢復力。

以下幾個身體失衡的狀態，可能是導致過度免疫反應的原因：

- **受損的物理性屏障**

包括血腦屏障在內的物理性屏障，是我們將病原體和環境毒素等隔絕在大腦之外的第一道防線，受損的邊界為各種病原體及其他大型結構體打開了閘門。同樣地，當我們腸壁的屏障滲漏或受損時，食物蛋白也會進入血液，並引起過度活躍的免疫反應。

- **腸道菌叢的多樣性偏低**

我們的消化道是大量細菌和微生物的家，這些細菌與微生物被統稱為腸道菌叢，人類與這些腸道菌叢已發展出互利共生的關係。消化道中的好菌有助於平衡壞菌帶來的負面影響，因此，我們可以透過維持腸道菌叢及微生物的豐富多樣性，以支援健康的免疫功能，腸道菌叢的狀況也與免疫息息相關。

- **支援免疫的SIgA細胞濃度偏低**

分泌型免疫球蛋白A（SIgA）是一種存在於小腸內壁黏膜的抗體，在免疫系統中扮演著第一道防線的角色，它會於免疫反應蛋白附著至免疫系統之前，就將其捕獲並消除。這能讓樹突狀細胞不會持續受到轟炸，有助於避免它們變得過度活躍。

▪ 肝功能不佳

當我們的肝臟因毒素或阻塞而導致負擔過於沉重時，就無法正常發揮作用。這會造成我們對食物蛋白的反應度會增加，進一步提高免疫負擔。也就是說，一旦肝臟發炎或是負荷過重，蛋白質就更有可能引起發炎反應。

▪ 未充分消化的蛋白質

我們腸道的免疫細胞（樹突狀細胞）會對未被適當消化的食物蛋白反應過度，引發過度活躍的免疫反應。這往往是多種食物過敏的根本原因。

▪ 免疫細胞功能障礙

調節性T細胞會藉由引起或抑制發炎的決定，來調節我們的免疫反應。故當這些細胞出現功能障礙時，就會導致免疫過度活躍。這是免疫反應的癥結所在，也是系統性發炎的原因。

用精油強化物理性屏障

物理性屏障，包括了肺、腸道、鼻竇和前面提到的血腦屏障等，是我們對抗細菌、病毒和寄生蟲等可造成感染的病原體，以及對抗黴菌等環境毒素的第一道防線。維持這些保護性的免疫屏障完好無損，有助於實際減緩或阻止病原體進入我們體內。

> “你可以將身體的物理性屏障，想成是能保護王國免受攻擊的城牆與護城河。畢竟事先就把入侵者隔絕在外，遠比在它們入侵後與之戰鬥要容易得多。”

具抗菌、抗微生物及抗病毒能力的精油，可用於支援這些物理邊界，並調節我們的免疫系統。而藉由強化身體的物理性屏障，也能改善免疫耐受性，並提升我們對環境毒素的適應力。

■ 血腦屏障

血腦屏障會保護大腦與神經系統免於任何可能導致發炎與損傷之病毒、細菌或毒素的侵害（更多關於血腦屏障的說明，請見P.13）。

■ 皮膚屏障

皮膚是動態器官，由好幾層彷彿保護套般的細胞所構成，這使得細菌、病毒或真菌等難以進入我們的身體。皮膚的最外層覆蓋了一層死去的細胞，這些細胞非常乾燥，細菌無法在此生長，而且還會不斷脫落，帶著細菌與其他病原體一起離開。

皮膚有自己的天然菌叢，可抑制微生物生長，而汗液、其他的皮膚分泌物及黏膜，還會形成不適合病原體存活的pH值環境。最後，白血球會實際去除抗原，防止它們進入內部通道。

蕁麻疹、疹子和濕疹等皮膚感染，燙傷、抓傷、蟲咬等皮膚的損傷，還有傷口，都會破壞皮膚的保護屏障。皮膚相關的問題是人們最常就醫的五大原因，且被認為是所有感染中最常遇到的一種。

可用於燒燙傷的薰衣草精油

法國化學家雷內．莫里斯．蓋特佛賽（Rene-Maurice Gattefosse）曾使用薰衣草精油來治療手部的嚴重燒燙傷。據傳蓋特佛賽在實驗室裡燒傷了自己的手，他用薰衣草精油塗抹後，很快便治好了燙傷，且沒留下什麼疤痕。這啟發了他在第一次世界大戰期間於軍醫院嘗試在士兵身上使用精油輔助治療。

以局部塗抹的方式使用精油，有助於修補皮膚屏障。精油能穿透皮膚，並有效治療感染。此外，精油也可以增加血液循環及血管的可滲透性，加快癒合速度，並從內部排除有害的病原體。

四種最適合用來支援皮膚屏障的精油

永久花精油	乳香精油
具有抗菌和抗發炎的特性，是在癒合傷口及預防感染上很受歡迎的選擇。永久花被廣泛用於護膚產品，據說對皮膚細胞的再生有所助益，可復原細胞結構，並發揮由內而外的治癒效果。	來自樹脂，是木本植物於受傷時產生的天然物質，能夠發揮繃帶般的作用，保護植物免於進一步的損傷。因此，乳香、沒藥等樹脂類精油，都能支援人體的類似功能。研究發現乳香精油可幫助修復皮膚屏障、癒合傷疤與傷口，並處理皮膚的乾燥問題。
薰衣草精油	**茶樹精油**
除了能迅速癒合傷口，還能殺死細菌、幫助預防或治癒嚴重的面皰粉刺。它可以疏通毛孔、減少皮膚發炎、緩解濕疹和皮膚乾燥問題，其中，真正薰衣草精油特別能鎮靜曬傷。	可用於支援各種皮膚問題，包括痘疤、乾燥及感染等。茶樹精油具有抗發炎、抗微生物和防腐的效果，適合用來舒緩紅腫及發炎。此外研究也發現，茶樹精油是治療真菌性皮膚感染的強大工具。

▪ 肺屏障

我們的肺臟每天平均吸氣及吐氣多達一萬六千次。在我們的呼吸道中，上呼吸道負責過濾小型的顆粒，而咳嗽和打噴嚏會去除呼吸道和鼻道中較大的刺激物，是很基本且必要的防禦反應。協助強化肺屏障，可提升我們身體的免疫功能。

接觸透過空氣傳播的化學毒素，如二手菸、汽車廢氣、農藥、除草劑、空氣污染，以及其他物質如花粉或黴菌孢子等，都會破壞肺屏障緊密連結的完整性。接觸黴菌和黴菌毒素會對我們的肺屏障造成持續性的攻擊，哈拉齊安博士稱此狀況為「肺漏」，描述黴菌通過肺部進入身體，又透過淋巴系統擴散至全身的狀況。

哮喘、頻繁的咳嗽等症狀，或是呼吸困難、經常清喉嚨等呼吸系統問題，都可能代表肺功能受損的現象，受損的肺臟也會對空氣品質下降特別敏感。

你可以用下面這個簡單的方式自我評估：做兩次完整的深呼吸，深深地吸氣並吐氣。如果深呼吸引起了咳嗽反射，那麼請考慮嗅吸有助於強化肺屏障的精油，來支援自己的肺上皮。

絲柏精油是協助肺屏障的好選擇，已有研究證實它可以中和對肺內膜的威脅。絲柏精油能鎮靜呼吸系統、清除阻塞、化痰，且具有抗痙攣和抗菌的特性，能支援哮喘和支氣管炎等嚴重的呼吸系統疾病，以及由細菌過度生長造成的呼吸道感染。

此外，不少精油也都具備祛痰的特性，可幫助排出體內黏液，並支援呼吸系統的排毒。例如尤加利精油便是一種強效的防腐、祛痰及去充血劑，有助於清潔並強化肺部（註：尤加利精油品種甚多，各品種強項不同，不過安全性最高的是澳洲尤加利）。而胡椒薄荷精油也具有化痰性質，可幫助緩解哮喘、支氣管炎、過敏、感冒或流感所引起的上呼吸道阻塞。

- 鼻竇屏障

我們的鼻竇與鼻咽通道連接了我們的鼻腔與口腔。它們的內壁都覆蓋著黏膜，以防止病原體進入我們的身體。微小的纖毛排列於鼻竇內部，會來回移動並推動黏液。透過纖毛的運動，黏液會從腔室進入喉嚨後部或鼻子，以便在需要時排出。

當鼻竇發炎時，原本該通過頭骨空腔、從鼻子排出的黏液，會變得濃稠且充滿鼻腔。發炎的組織腫脹並阻塞包括頸部淋巴在內的排放管道，液體因此無法排出，這會導致鼻竇發炎症狀、頭痛、臉部有壓力感等，甚至還會因為周圍神經撞擊而導致牙痛。

精油能夠輕易進入鼻腔，進行疏通並促進黏液排出。例如藍艾菊精油便可減少鼻竇中過多的組織胺分泌，藉此幫助調節免疫反應，並緩解發炎狀況以進一步支援鼻竇屏障（有關治療鼻塞的一些小技巧，請見P.222-223）。

什麼是組織胺？

為了應對損傷和過敏或發炎反應，細胞會釋出組織胺，造成平滑肌收縮及微血管擴張。雖然組織胺的釋出是一種正常的防禦機制，但過大的組織胺反應會與細胞受體部位結合，導致刺激性與慢性的發炎狀況。

這種發炎反應會造成打噴嚏、流鼻水、眼睛發紅發癢甚至流淚、起疹子，以及如喘息、劇烈咳嗽、哮喘或打嗝等呼吸問題。由於組織胺在我們體內負責執行重要功能，因此對於這樣的組織胺反應，最好是妥善予以平衡而非是封鎖、阻擋。精油和槲皮素等植物性治療劑，有助於調節組織胺的釋出（請見P.221-222）。

- 腸道屏障

人體的免疫系統有八成都存在於腸道中。腸內膜與上皮細胞擔任了物理性屏障及第一道防線的角色，能避免腸道菌叢失衡，並防止任何毒素、未消化的食物分子、寄生蟲、酵母菌，以及其他可能被我們吞下肚的抗原進入血液。

健康的腸道會維持腸道內細菌的適當平衡、支援上皮細胞中的免疫功能，並使腸道的酸性更強，對入侵的細菌更加不利。而健康的菌叢也會和潛在的病原體爭奪空間與食物，因此，如果健康的腸道細菌充分使用所有資源，就不會有東西可以養活壞菌或病原體。另外，健康的腸道細菌還會幫助調節發炎免疫反應，並中和有毒物質。

我們的腸道內壁具有黏膜屏障，並在整體免疫功能中扮演了關鍵角色。腸道黏膜可能因抗生素、食物不耐症及其他消化壓力而受損，當它瓦解時，就會啟動免疫系統並引起發炎，這會增加食物過敏、發炎、疼痛、大腦退化和自體免疫疾病等的風險。

用精油增強免疫系統

精油含有許多抗菌、抗病毒及抗真菌的化合物，可幫助殺死微生物並協助免疫調節。藉由鎮靜過度活躍的免疫反應要素，並讓妨礙或損害免疫功能的器官功能恢復正常，調節整體的免疫耐受性。

會帶來溫熱感的精油，如肉桂、丁香、尤加利、迷迭香及野馬鬱蘭（牛至）等，有助於刺激我們的免疫系統並提升免疫力。

發表於期刊《有說服力的生物學》（Cogent Biology）的研究顯示，混合丁香、肉桂、尤加利、迷迭香及野橘的複方精油可有效調節免疫系統與發炎狀況。文章並指出，精油「能強烈影響與發炎、免疫功能及細胞週期控制有關的訊號傳導路徑」。

精油可以透過以下幾種作用，增強我們的免疫系統：

▪ 增加腸道中的好菌

腸道中的微生物多樣性，有助於達成健康的免疫功能。當腸道免疫力較弱、較不健康時，酵母菌和細菌就會蓬勃生長。

包含多種蔬菜的植物性飲食有助於支援健康的腸道菌叢，並將腸道中的病原菌和酵母菌保持在控制之下。同樣地，萃取自植物的精油也能改善菌叢多樣性。研究顯示，精油可促進一些益菌在結腸中的生長（有關可幫助恢復腸內黏膜健康的特定複方精油，請見P.220-221）。

▪ 提升SIgA細胞濃度以鎮定免疫細胞

當分泌型免疫球蛋白A（SIgA）的濃度偏低時，其他免疫細胞就會反應過度，因為它們會不斷受到刺激，被叫去做原本SIgA細胞該做的工作。

腎上腺衰竭、高病毒負荷量或慢性感染會減低SIgA細胞的濃度，此外，當我們服用氫羥腎上腺皮質素或其他類固醇藥物，又或是缺乏維生素A時，SIgA的濃度也可能偏低。

精油能提升SIgA細胞的濃度，以抑制免疫過度反應，尤其是成分包括百里酚、香荊芥酚及類黃酮的頭狀百里香精油。

除了精油外，脂溶性維生素如維生素A、D、E和K，還有短鏈脂肪酸等，也都有助於支援健康的SIgA細胞濃度，並能協助解決腎上腺疲勞或慢性感染等低SIgA濃度的根本成因。

▪ 調節肝臟功能

肝臟會通過兩階段程序，將脂溶性化合物轉換成水溶性化合物，透過尿液、糞便或汗水進行。

第一階段是改變毒素的結構，使之變得更具免疫反應性與促發炎性，這樣才能在第二階段更輕易地被代謝並排除掉。

一旦肝臟發炎或是負荷過重，第二階段的途徑就會受到阻礙，肝臟的免疫細胞（稱做庫佛氏細胞或肝巨噬細胞）會增加對蛋白質的免疫反應性，觸發過大的免疫反應。支援肝臟的健康與活力，有助於消除這種額外的免疫負擔。

將精油局部塗抹於皮膚上的特定位置能夠直接、快速地活化能量流，可刺激肝臟與膽囊以幫助毒素排出體外（關於可支援肝臟的精油，請見P.207）。而在期刊《生化藥理學》（Biochemical Pharmacology）中的研究發現，藏茴香精油裡一種叫百里香醌的成分，能增加抗氧化劑穀胱甘肽的產生，並調節人體消除毒素的能力。

▪ 促進蛋白質消化

腸道的免疫細胞會從我們吃的食物中取樣蛋白質，以決定免疫系統是否該對它們做出反應。

蛋白質是由胺基酸所組成的大型營養鏈，需要透過咀嚼及分泌胃酸來分解。胃酸濃度偏低會導致蛋白質不易被分解，樹突狀細胞會將之視為免疫威脅，引發過度活躍的免疫反應，進而導致食物過敏、食物不耐症、腸漏及系統性的發炎狀況。

“簡單來說，維持健康的胃酸濃度，可確保蛋白質被適當消化且不會引發免疫反應。”

來自大腦的訊號透過迷走神經送出，啟動消化功能，這組訊號會要求嘴巴分泌唾液以分解碳水化合物；胃部產生及釋出鹽酸，以消化並吸收來自食物的維生素和礦物質；胰臟則釋出酵素以分解蛋白質。由此可見，胃酸分泌與迷走神經的健康息息相關。

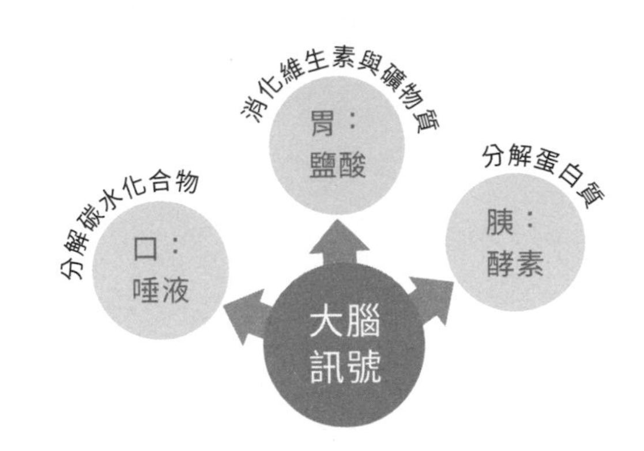

當大腦功能不佳時，迷走神經沒有接受到刺激，便不會分泌胃酸。當胃酸的濃度偏低時，蛋白質沒有被適當分解並消化，便會導致從放屁、便秘、不適感，甚至慢性感染、寄生蟲、食物過敏等各種症狀。

將精油塗抹於局部皮膚可幫助活化迷走神經，以啟動消化功能，並協助身體適當分解及消化蛋白質（關於迷走神經的說明，請見P.34）。若是想支援大腦功能並增強消化作用，可以使用丁香與萊姆的複方精油（請見P.194的**副交感神經複方精油**）。

▪ 強化可以抑制發炎的細胞

調節性T細胞（Treg細胞）是能夠抑制發炎的免疫細胞。多項研究發現，乳香精油及其活性抗發炎成分α-松油萜，能增加調節性T細胞的活性，降低壓力荷爾蒙的濃度，可見乳香精油對免疫調節的助益。

此外，對於會促進腦內啡的事物，調節性T細胞也會有正面的反應。任何會提振我們的情緒，或讓我們快樂的事物，包括鎮靜類精油如薰衣草、甜橙或玫瑰等，都有助於增加腦內啡的分泌，並增進調節性T細胞的活性。一項發表於期刊《實證性的輔助與另類醫療》（Evidence-Based Complementary and Alternative Medicine）的研究便提及薰衣草等精油能促進腦內啡的釋出。

用溫熱型精油，支援免疫功能

英文的感冒為什麼叫cold？較冷的溫度似乎和疾病有某些關聯性。反過來說，提高我們的核心體溫似乎有助於讓某些類型的免疫細胞運作得更好。

事實上，只要將體溫提高1度左右，就能讓免疫力增加40%。我們的身體會自然產生發燒現象，以刺激免疫功能來幫助對抗感染，就是為了讓身體變得不適合病原體居住。

人體的許多免疫反應，都是為了回應升高的體溫，因為熱會使抗病毒與抗菌的免疫反應更具效果。此外，屬於發燒範圍的體溫也會讓我們的身體更深刻地記住它所接觸過的病菌，讓身體在未來對抗這些病菌時能夠更強大。

溫熱型精油能夠刺激會對抗感染的白血球，以及會對抗病菌的抗體。這些精油可安全地將身體的內部溫度提高到攝氏38.9度，模仿發燒時主要的免疫好處。溫熱型精油並不是指精油的溫度很高，而是當你將這類精油塗抹於皮膚時，它們可能會留下灼熱感，因此使用時必須以基底油先稀釋。

熱有助於殺死病毒，這正是當我們生病時會喝如雞湯或熱茶等溫補品的理由之一。在一段較短的時間內將身體加熱以促進健康的做法，稱為熱療法，這就是紅外線三溫暖、Biomats（一種放在按摩床或家用床墊上的墊子，會發出治療性的電磁頻率）和溫熱的瀉鹽浴等療法的背後原因之一。

有一款很受歡迎的免疫精油配方，叫做**盜賊複方精油**（配方請見P.227），其中便包含了丁香、肉桂、尤加利和迷迭香等溫熱型精油。這個複方精油的名稱，來自四個盜賊的故事。

傳說有四個盜賊在黑死病期間潛入墓地偷拔屍體的金牙，儘管他們這麼靠近這些因高度傳染性疾病而死亡的人，卻未曾感染過黑死病。當他們被捕時，政府以減刑為條件，換取他們說出保持健康的原因。結果他們說，他們都會將這個精油配方塗抹於臉部後再戴上面具，盜賊複方也因此得名。

於美國韋伯州立大學針對盜賊複方精油所進行的研究中發現，該複方精油在殺死透過空氣傳播的細菌方面，具有99.96％的成功率。這個精油組合已被發現可刺激免疫、循環及呼吸系統，並能幫助預防流感、感冒、支氣管炎和喉嚨痛。

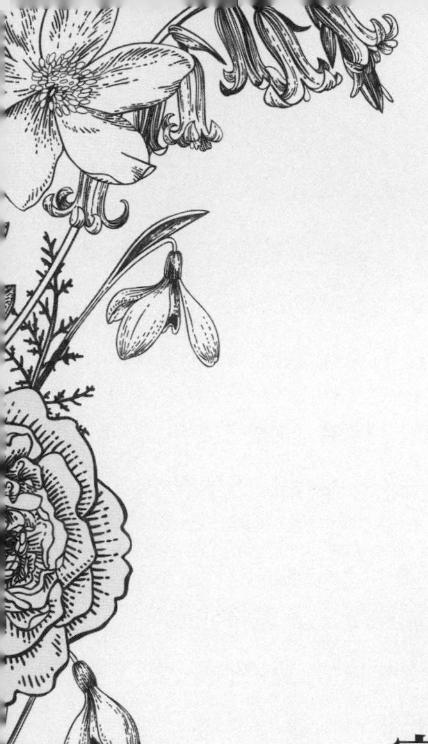

第二部分
實行五個步驟

PART 2
Implementing The 5 Steps

健康的
五大關鍵

我協助客戶的方式，
是整合書中提到的五個面向，
歸納出五大健康關鍵。
透過複方精油與使用時間的搭配，
確保我們的身體得到正確支援。
只要啟動身體的自癒能力，
就能讓我們回到最佳狀態。

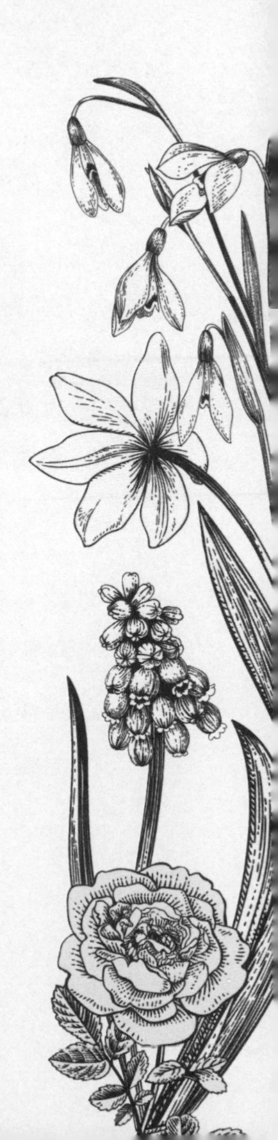

實行健康五大關鍵

當客戶來找我時，通常都帶著裝滿各種檢驗結果與不同診斷結論的資料夾。他們都看過很多醫生，但始終無法查明身體狀況的根本原因，因此許多人剛來時，都深信自己的健康問題很複雜，甚至可能是根本無法解決的。而我用來協助他們的方式，就是歸納自前面章節的五大健康關鍵：

1. 切換至副交感神經狀態。
2. 最佳化睡眠。
3. 強化液體流動，讓好的進來，壞的出去。
4. 補充能量以恢復、治癒。
5. 調節免疫系統、緩解發炎狀況，讓免疫系統與我們合作。

當以上這些功能獲得平衡後，就能啟動身體的自癒能力，同時清除長期的健康障礙，讓身體發揮至最佳狀態。只要達到實踐以上五點，並搭配在飲食和生活方式上做出改變，便足以讓一部分的人解決問題。而其他人則會立刻感覺到好轉，也因此開始有能量去處理進一步的治癒需求。

那麼，就讓我們從可以輕易達成的行動開始，進行這場療癒計畫的第一步吧！你需要做的，是每天輕輕鬆鬆地在稍後提及的身體關鍵區域，塗抹數次精油。不僅容易執行，效果也相當不錯。

精油的稀釋與存放

稀釋精油是指加入基底油來強化複方精油，讓它們更容易為人體所吸收。透過基底油稀釋，精油可以更輕易地塗抹於較大範圍的皮膚區域藉此增加吸收量，還能避免快速揮發。我個人愛用的基底油如下：

- **橄欖油**　純淨的冷壓初榨橄欖油可做為基底油。
- **椰子油**　本身具有抗菌和抗病毒的功效，可輕易於皮膚上抹開，在低溫下會凝固。
- **分餾椰子油**　我最愛的基底油。它的質地清爽，也可以輕易被皮膚吸收，而且無氣味，又能長期保存。
- **甜杏仁油**　外用塗抹就能提供維生素A及E，並能為乾燥的肌膚提供高度保濕。
- **荷荷芭油**　質地較黏稠，本身具有抗發炎的特性。有很好的親膚性，能讓精油深入滲透皮膚，且可長期保存。
- **酪梨油**　營養豐富、滲透力極佳，質地相當滋潤。
- **蓖麻油**　因為極度濃稠、且會弄髒衣物，通常不被當成基底油使用，但具備強大的抗發炎特性，並能幫助淋巴流動。最佳用法是在睡前搭配能支援肝膽的精油使用。

精油和基底油都該存放於玻璃瓶而非塑膠瓶中。鈷藍色或琥珀色等顏色較深的玻璃瓶，有助於替精油阻隔光線，並延長保存時間。緊密封好的瓶蓋也有助於精油保存。

請務必將精油瓶的蓋子蓋緊，放在陰涼乾燥、無光線的地方保存，遠離陽光與高溫。只要存放妥當，大部分精油的效力都能維持多年。

（註：關於精油與基底油的稀釋比例，局部用於身體約3%-5%，1滴精油約0.05ml，即6-10滴精油搭配10ml基底油。以下各配方若無特別標註，請依此比例調配。）

Point 1

切換至副交感神經狀態

啟動副交感神經狀態，才能開始治癒。而最簡單且強大的方法，就是將以下丁香加萊姆的複方精油，塗抹於皮膚上最容易接觸迷走神經之處——亦即乳突骨處，藉此活化迷走神經並替它排毒，同時釋出乙醯膽鹼，減慢心跳速率。這一款複方精油也可以塗抹於局部皮膚，有助於排解大腦神經系統的阻塞或發炎狀況。

副交感神經複方精油

10 滴丁香精油
25 滴蒸餾萊姆精油
以分餾椰子油稀釋

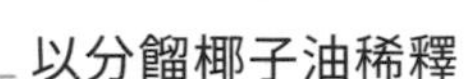

混合丁香與萊姆精油，並稀釋至你喜歡的程度（註：丁香較為刺激，建議以100ml的椰子油搭配上述配方調和成按摩油）。

▪ **使用方法**

將一點點副交感神經複方精油塗抹在單側耳朵或雙側耳朵、位於耳垂後方的乳突骨處。塗抹份量取決於你感覺到的壓力大小。

▪ **使用時機**

每天三次，於餐前塗抹，以獲得最佳效果。此外，也可在感覺有壓力、焦慮或憂鬱時使用。

■ 注意事項

此複方精油具激勵性，請在白天使用，幫助身體在睡前進入副交感神經狀態，切勿於臨睡前使用。

壓榨的萊姆精油具光敏性，會讓皮膚對陽光更敏感，請選擇製程為「蒸餾」的萊姆精油。

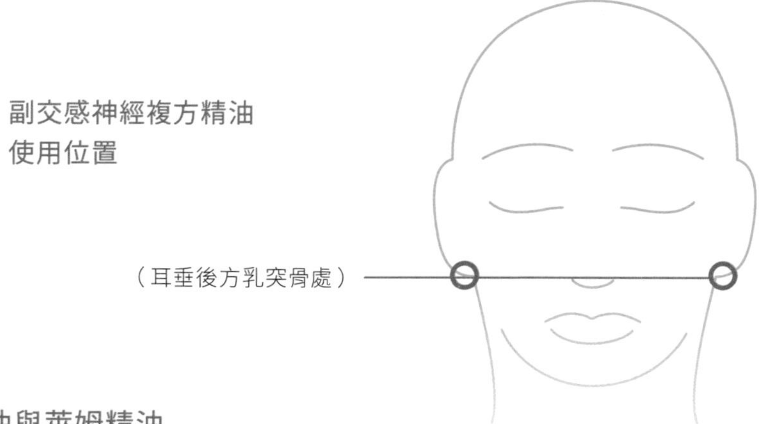

丁香精油與萊姆精油

■ 丁香精油

將丁香精油塗抹於迷走神經上，能幫助增加能量、緩解疲勞、促進循環、支援身體對壓力的反應、協助消化，以及降低與壓力有關的血壓問題。2015年一項發表於期刊《藥物生物學》（Pharmaceutical Biology）的研究證實，丁香精油主要成分的丁香酚，能幫助人體在有壓力時維持正常的腸胃蠕動。研究者推測，丁香酚會作用於大腦的壓力反應區域，並促進壓力反應荷爾蒙的濃度平衡，而有助於維持消化道功能的正常運作。此外，丁香酚也被認為有助於淨化血液。

■ 萊姆精油

萊姆以及其他的柑橘類精油，都以能緩解壓力、焦慮、憂鬱及神經緊張而聞名。臨床上已證實，柑橘類精油可使神經內分泌荷爾蒙的濃度和免疫功能正常化。也有研究指出，某些情況下這些精油甚至比抗憂鬱劑更有效。萃取自萊姆或其他柑橘類果皮的精油含有檸檬烯，會刺激抗氧化劑穀胱甘肽的產生，保護人體免於發炎。穀胱甘肽有助於調節免疫系統、避免細胞受壓力與疾病影響，幫助損傷的組織復原。

精油於口腔的作用

丁香具有強大的抗菌、抗病毒與抗真菌特性，也因富含抗氧化劑而為人所熟知。長久以來，丁香都用於治療感染、減輕身體和情緒上的疼痛，以及能減緩牙齒的脫鈣或酸蝕現象，並矯正口腔內的酵母菌失衡問題，這讓丁香精油成為強大工具，可協助透過口腔造成的迷走神經障礙。另外，萊姆精油在對抗口腔細菌方面效果極佳。就對抗蛀牙而言，萊姆與大蒜的組合已被證實比氟化物來得更有效。

將精油用於頭部

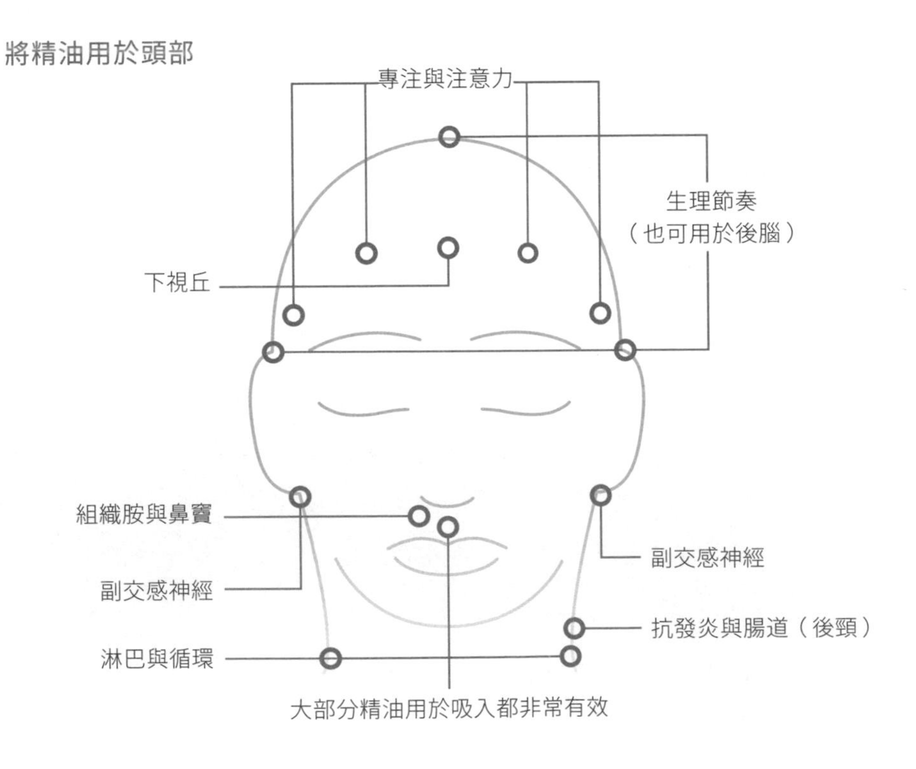

將精油用於身體

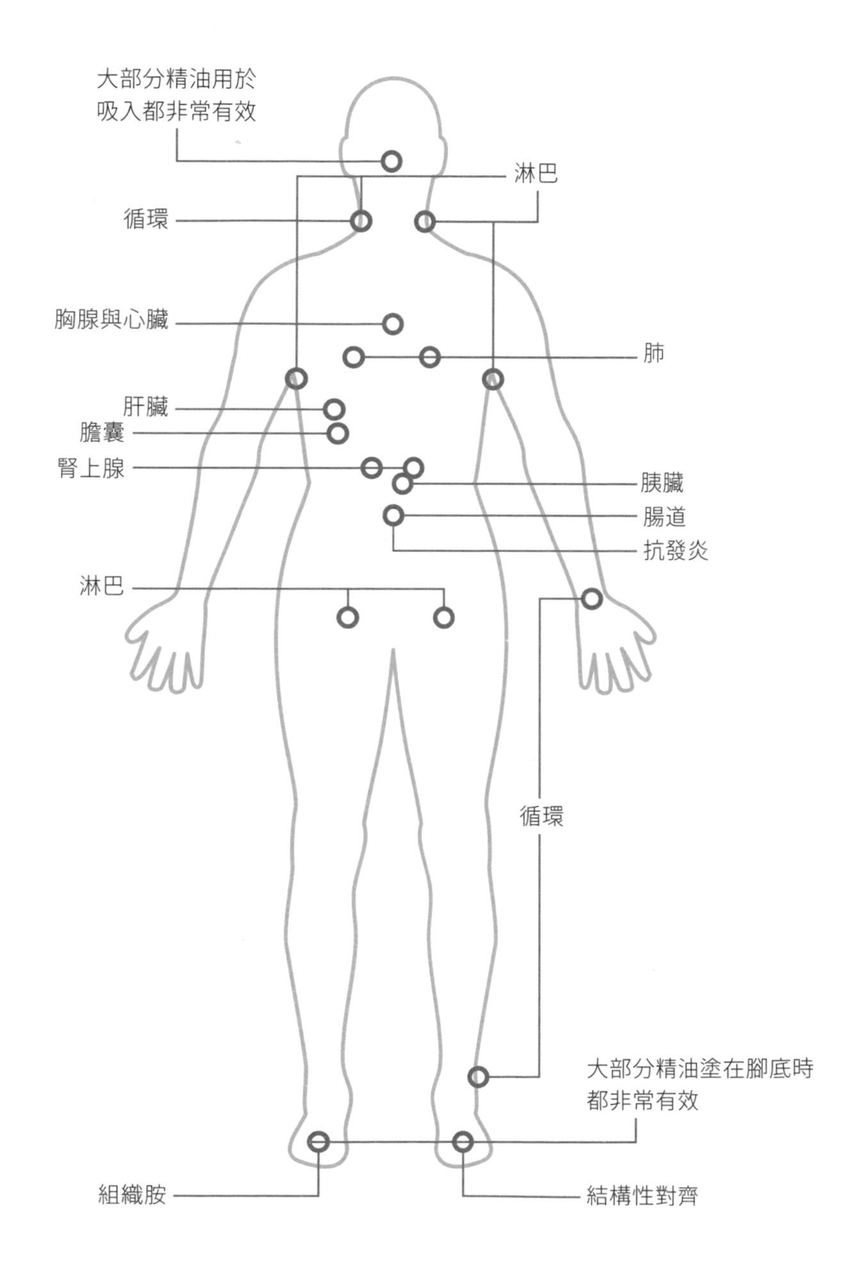
大部分精油用於
吸入都非常有效
淋巴
循環
胸腺與心臟
肺
肝臟
膽囊
腎上腺
胰臟
腸道
抗發炎
淋巴
循環
大部分精油塗在腳底時
都非常有效
組織胺
結構性對齊

Point 2

最佳化睡眠

如果無法好好睡覺，我們就無法治癒與復原。因此，在提供客戶的治療方法時，我總是會把睡眠放在第一位。因為當睡不好時，無論做什麼努力都不會有效。

睡眠問題可能是由許多不同的根本原因造成，包括：體內褪黑激素濃度偏低，導致難以入睡；血糖和荷爾蒙失衡；或是排毒器官如肝、膽等負擔過重，造成夜間醒來。一旦釐清睡眠問題的根本原因，就能採取合適的精油療法。

如果你的狀況是難以入睡或腦子停不下來，又或是躺在床上時，總是擔心東擔心西，那麼表示可能是生理節奏有些不平衡，在夜間升高的皮質醇，導致褪黑激素的減少。

你可以使用下面的精油配方，幫助松果體回歸其與生俱來的智慧，自然地釋出更多褪黑激素。

玫瑰天竺葵在刺激松果體上威力強大。當它與葡萄柚結合時，效果會更進一步放大。而玫瑰天竺葵也能做為鎮靜劑，有助於舒緩焦慮、緩解壓力及促進睡眠。此外，也可以再加入茶樹、香桃木、薰衣草、秘魯香脂與沒藥等，以幫助松果體恢復功能（註：使用秘魯香脂時，建議做貼膚測試，稀釋後先試用在手腕內側皮膚較細嫩處，觀察是否有發炎反應）。特別是真正薰衣草，以能平衡情緒、減低壓力與支援睡眠而聞名。香桃木和沒藥則有助於平衡神經系統，可以促進休息與放鬆。

生理節奏複方精油

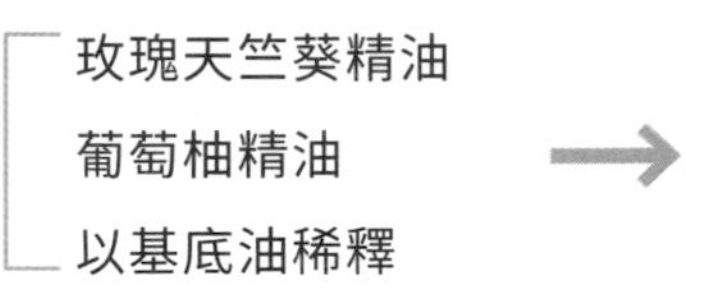

以等比例玫瑰天竺葵精油加上葡萄柚精油，可再替換為上面介紹的其他精油，並搭配基底油使用（註：因用於臉部，建議比例為100ml基底油搭配40滴純精油）。

- **使用方法**

松果體位於大腦的正中央，與眼睛等高處。可以透過以下這些特定的塗抹點，有效觸及松果體：耳朵上方的頭部兩側、頭頂、後腦勺中間處。

- **使用時機**

生理節奏複方精油最適合用於睡前，於光線昏暗的環境中使用。

生理節奏複方精油
使用位置

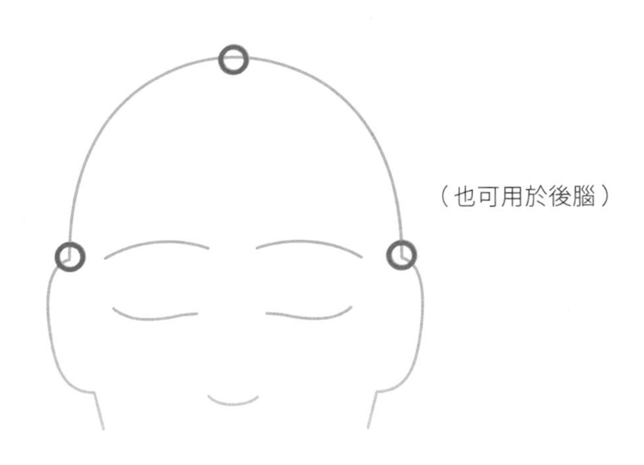

如果你的睡眠狀況是夜間醒來、入睡後沒多久就醒來，又或是整個晚上睡睡醒醒的話，通常可歸因於以下三個狀況：

- ☑ 血糖問題
- ☑ 肝膽負擔過大
- ☑ 荷爾蒙上下波動

血糖問題：幫助腎上腺與胰臟

當你半夜突然醒來，甚至清醒到足以去打掃廚房的程度，這暗示了可能是血糖的問題。如果血糖在夜間突然急遽降低，腎上腺就會釋出皮質醇（若皮質醇濃度低，則會釋出腎上腺素），以做為對提升血糖的緊急反應。

這樣的皮質醇激增現象會立刻喚醒你，並讓你感覺十分清醒。而當緊急的血糖激增後，運用精油幫助胰臟把葡萄糖移出血液、送入細胞，便會讓血糖恢復正常水平，也就能回到平靜的睡眠狀態。

回顧一下平衡血糖的單元（請見P.106-111），若你確定自己有書中提出的狀況，那麼挑選能穩定血糖的飲食，並以精油額外支援腎上腺以及胰臟，或許會很有幫助。

更多關於幫助腎上腺平衡複方精油，請見P.212。針對胰臟，你可以單獨使用天竺葵精油搭配基底油塗抹在胰臟位置，或參考P.215的**幫助胰臟複方精油**。

肝膽負擔過大：支援肝膽機能

在夜間，我們的肝臟忙著重建身體並清除累積的毒素。肝臟在凌晨一點到三點之間最為活躍，且通常在三點時達到高峰。

如果是在這個時候醒來（或許是去上廁所）不過仍昏昏沉沉地足以重新入睡的話，往往是肝臟或膽囊負荷過重的訊號，這暗示它們可能需要一點支援。

德國洋甘菊能幫助刺激膽汁分泌，並支援肝臟排毒；胡椒薄荷也能幫助緩和消化及支援肝臟；藏茴香則有助於減少液體或毒素的堆積，並幫助減少淋巴阻塞與腺體腫脹。

支援肝臟複方精油

- 秘魯香脂精油
- 德國洋甘菊精油
- 薰衣草精油
- 胡椒薄荷精油
- 依蘭依蘭精油
- 1滴藏茴香精油
- 以蓖麻油稀釋

→

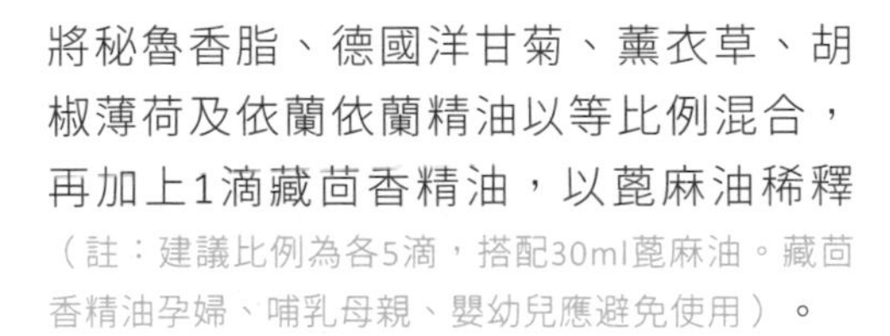

將秘魯香脂、德國洋甘菊、薰衣草、胡椒薄荷及依蘭依蘭精油以等比例混合，再加上1滴藏茴香精油，以蓖麻油稀釋（註：建議比例為各5滴，搭配30ml蓖麻油。藏茴香精油孕婦、哺乳母親、嬰幼兒應避免使用）。

▪ 使用方法

直接塗抹在肝臟上。肝臟的位置是在身體右側、胸部的下方。

▪ 使用時機

在飯前及睡前使用，能避免於夜間醒來，也可在夜間醒來當下用。

▪ 注意事項

蓖麻油是出了名的容易弄髒又難用，你可以試試看以下的做法：

1. 上完油後以法蘭絨布和保鮮膜覆蓋，然後放上熱水袋，加熱20到30分鐘。
2. 套一件破舊的T恤，讓你的體溫發揮神奇效果。
3. 泡進加了蓖麻油和精油的瀉鹽浴中，一次享受三重療癒。

支援膽囊複方精油

- 羅馬洋甘菊精油
- 花梨木精油
- 黑種草精油
  以基底油稀釋

→ 可單獨使用2-3滴羅馬洋甘菊或花梨木精油，或將黑種草精油以3-5%比例調和基底油使用（註：黑種草精油含酚類，對皮膚具刺激性，建議稀釋使用）。

▪ 使用方法

直接塗抹於膽囊處。膽囊的位置在身體右側、肋骨下方。你可以塗在胸罩鋼圈下方，或是沿著右側胸廓略下方處塗抹。此外，身體前傾時會比較容易接觸到肋骨下方。

▪ 使用時機

在飯前及睡前使用，能避免於夜間醒來，也可以在夜間醒來後立刻使用。

荷爾蒙上下波動：平衡內分泌系統與下視丘

在經期、懷孕與步入中年時，荷爾蒙的上下波動會影響我們的睡眠。舉例來說，黃體素能夠促進安穩的睡眠，而雌激素下降則會使人更容易受到壓力影響，難以平靜下來好好睡覺。皮質醇激增則會引發熱潮紅，警告大腦並喚醒我們。針對由荷爾蒙變動所導致的夜間清醒，可以考慮利用精油，支援內分泌系統和下視丘。

若是要平衡下視丘，可以使用西印度月桂（西印度月桂是以酚類為主的精油，具皮膚刺激性，需稀釋後使用）、乳香、紅橘、廣藿香及松樹精油混合成**下視丘共鳴複方精油**。更多介紹，請見P.213-214。

此外，過量的雌激素會讓來自膽囊的膽汁變得更濃稠，以致於較無法有效排除多餘荷爾蒙。回過頭來支援膽囊，也有助於使荷爾蒙濃度回到平衡狀態。

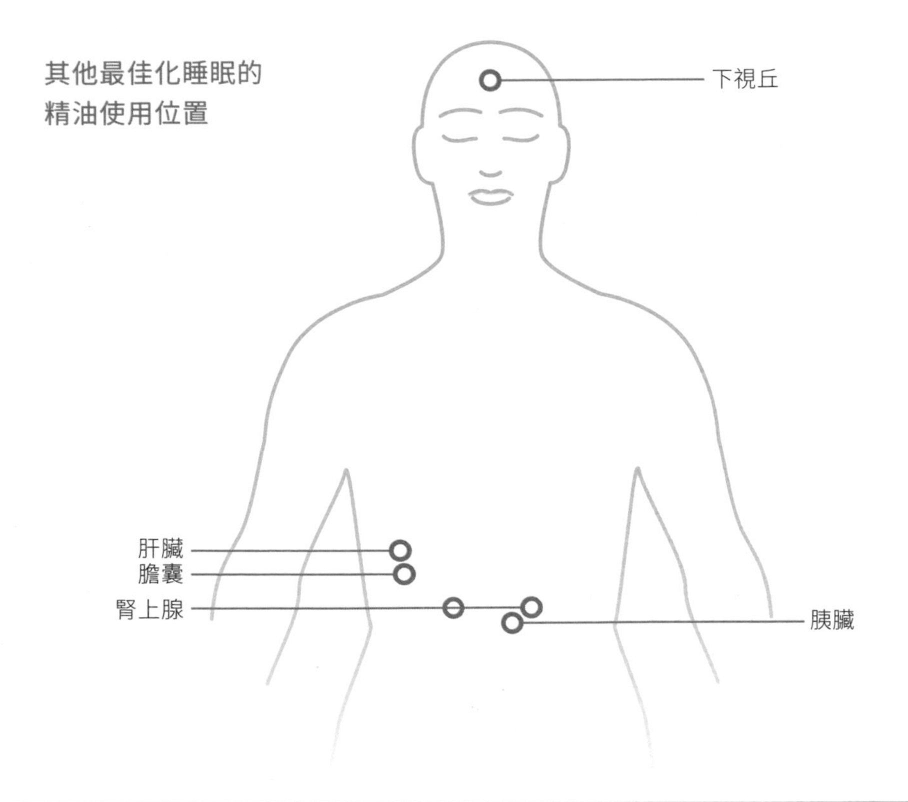

Point 3

強化液體流動

要擁有健康的大腦功能，就需要有效的液體流動。血液的流動，能將氧氣、葡萄糖和營養帶進大腦；淋巴的流動，則能將毒素和細胞殘骸等廢物帶出大腦與身體。當頸部通道以及肝臟、膽囊和腸道等排毒器官有阻塞，都會妨礙全身的循環。

改善淋巴流動

淋巴系統會清除大腦與體內細胞的毒素、感染與廢物，使用下列精油來刺激淋巴流動，是帶來健康最簡單且最強大的方法之一。

- ☑ **絲柏精油** 一種利尿劑，可幫助疏通淋巴並調理淋巴管。
- ☑ **乳香精油** 能促進淋巴液的流動，以減緩腫脹或發炎。
- ☑ **天竺葵精油** 一種具有抗發炎性的淋巴興奮劑。
- ☑ **葡萄柚精油** 有助於刺激淋巴循環與排除毒素。
- ☑ **永久花精油** 能幫助排除堵塞，並重新建立流往堵塞區域的血流，因此是支援淋巴系統的理想精油選擇。
- ☑ **檸檬精油** 可幫助刺激淋巴流動，也可用於刺激穴位。
- ☑ **杜松精油** 有助於刺激淋巴流動並緩解淤塞。
- ☑ **玫瑰草精油** 能幫助暖化並刺激身體，好替細胞清潔及排毒。

☑ **胡椒薄荷精油** 清涼鎮靜，對淋巴的流動和淋巴結的排流有正面影響。

☑ **綠薄荷精油** 可幫助刺激循環並增強淋巴流動。

☑ **貞潔樹果精油** 有助於平衡荷爾蒙，並支援排毒器官（尤其是淋巴系統）的健全功能。

☑ **依蘭依蘭精油** 能幫助我們的身體及細胞排毒。

淋巴流動複方精油

- 乳香精油
- 綠薄荷精油
- 貞潔樹果精油
- 依蘭依蘭精油
- 玫瑰草精油

→ 可單獨使用乳香精油，或將綠薄荷、貞潔樹果、依蘭依蘭和玫瑰草以等比例調和成複方純精油。

▪ 使用方法

將以上純精油加入基底油（註：建議比例為3-5%），大量塗在淋巴液可能堵塞的重點區域：頸部兩側、左鎖骨下、腋下、比基尼線周圍。

蓖麻油也有助於支援淋巴流動，可先將蓖麻油塗抹在肝臟、脖子或腳底，然後再加上2-3滴的純精油，並加以按摩。

▪ 使用時機

最好在運動前，或是早上一醒來時。每天塗抹二至三次。

▪ 注意事項

大約75%的淋巴液是從身體左側往下流，所以最好能多塗些精油在頸部左側與左鎖骨處。

當協助淋巴的精油搭配改善循環的精油（詳見下述）時，效果會特別好，可幫助排出毒素、減少血管的發炎狀況，並更進一步改善全身的血液流動。這樣就可以支援能量、大腦續航力並溫暖身體。其中，又以絲柏精油對血液循環最具效果。

☑ **黑胡椒精油** 有助於暖化身體並激勵循環，可增加流往消化系統的血流量。

☑ **絲柏精油** 能幫助改善循環並收縮靜脈，刺激血液流動。此外也有助於減少會限制血流的三酸甘油酯（註：乳房有硬性結節者，建議避開使用或洽詢專業芳療師）。

☑ **乳香精油** 可能幫助增加大腦的含氧量。

☑ **薑精油** 除了可幫助暖化皮膚與血管、改善血液循環外，也能幫助排除毒素並減少血管發炎、增進全身的血流。

☑ **葡萄柚精油** 可刺激肝臟與膽囊、支援淋巴系統，也有助於促進血液流動。

☑ **香桃木精油** 能夠平衡神經系統、刺激免疫系統，並幫助鎮靜會讓血壓升高的神經緊張和焦慮問題。

☑ **肉豆蔻精油** 強力抗菌，能協助呼吸系統及感染方面的問題。

☑ **胡椒薄荷精油** 具激勵特性的精油，可幫助改善血流、激勵頭腦、緩解疼痛，並增進能量。胡椒薄荷精油已被證實能改善人在認知測試中的表現，也能降低在執行精神上長時間持續之任務時會產生的精神疲勞問題。

☑ **依蘭依蘭精油** 能有效刺激血液循環。

血液循環複方精油

- 絲柏精油
- 乳香精油
- 香桃木精油
- 黑胡椒精油
- 薑精油

以占總精油量一半的絲柏精油搭配另外四種精油，塗抹2-3滴於下列位置（註：可極少量點擦，但用於按摩仍建議以3-5%比例以基底油調和。絲柏精油乳房有硬性結節者建議避開或洽詢專業芳療師再行使用）。

▪ 使用方法

→ 塗抹於頭骨底部的後方腦幹上。

→ 用於頸部兩側。可由上往下按摩頸部數分鐘，改善排流作用。

→ 用於左鎖骨、手腕或腳踝，可以增加流往末梢的血液循環。

▪ 使用時機

每天塗抹二至三次，無時間限制。若需要更多支援再多塗抹幾次。

提升迷走神經功能

迷走神經的感染也會影響淋巴與頸部通道的液體流動。可將**副交感神經複方精油**塗抹於迷走神經（請見P.194），可以抑制感染、減少阻塞，也有助於大腦的排流通路。

輔助肝臟功能

以局部塗抹於肝臟的方式使用精油，可刺激肝臟，並幫助再生。精油有助於提供肝臟所需的能量與活力，以便肝臟執行其眾多功能，並應付任何增加的毒性負擔。

永久花和葡萄柚等精油都對肝臟有益。另外，前面提到的**支援肝臟複方精油**也是我非常喜歡的配方，包含秘魯香脂、德國洋甘菊、薰衣草、胡椒薄荷及依蘭依蘭等能輔助肝臟的精油，詳細配方請見P.201。你可以將2-3滴上述單方精油加上3ml的蓖麻油，直接塗抹在肝臟位置上。每天使用二至三次，也可於睡前使用。

支援膽囊健康

好的膽汁流動，能讓毒素排出身體，相關的精油用法請參考**支援膽囊複方精油**（P.202）。另外使用**副交感神經複方精油**（P.194）也能刺激膽汁流動，並具有抗微生物和抗發炎效果。

排毒瀉鹽浴

瀉鹽浴能讓精油安全地分散至水中，而非浮在水面上。加入精油的瀉鹽浴能支援皮膚排毒，並減輕肝、膽、腎的負擔。瀉鹽（Epsom salt），即硫酸鎂，是一種存在於自然中的礦物化合物，最初是於英格蘭的艾普孫（Epsom）鎮由海水蒸餾而來。瀉鹽成分中的鎂和硫酸鹽有助於鎮靜神經系統並放鬆肌肉，也都能輕易透過皮膚吸收，進入人體血流。其中，鎂更是具鎮靜效果，能降低壓力並強化排毒。瀉鹽浴的另一成分小蘇打（即碳酸氫鈉）是種自然產生於人體內的鹼性物質，可幫助平衡身體及移動毒素。

精油瀉鹽浴配方

- 2杯瀉鹽
- 1杯小蘇打
- 2至3滴喜愛的精油，例如薰衣草或丁香精油

→ 在浴缸中混合瀉鹽與小蘇打後再加水。一邊攪動一邊加入精油，水溫要在可忍受範圍內盡量熱一點，並試著浸泡15到25分鐘，每週二到三次。

強化液體流動的精油使用位置

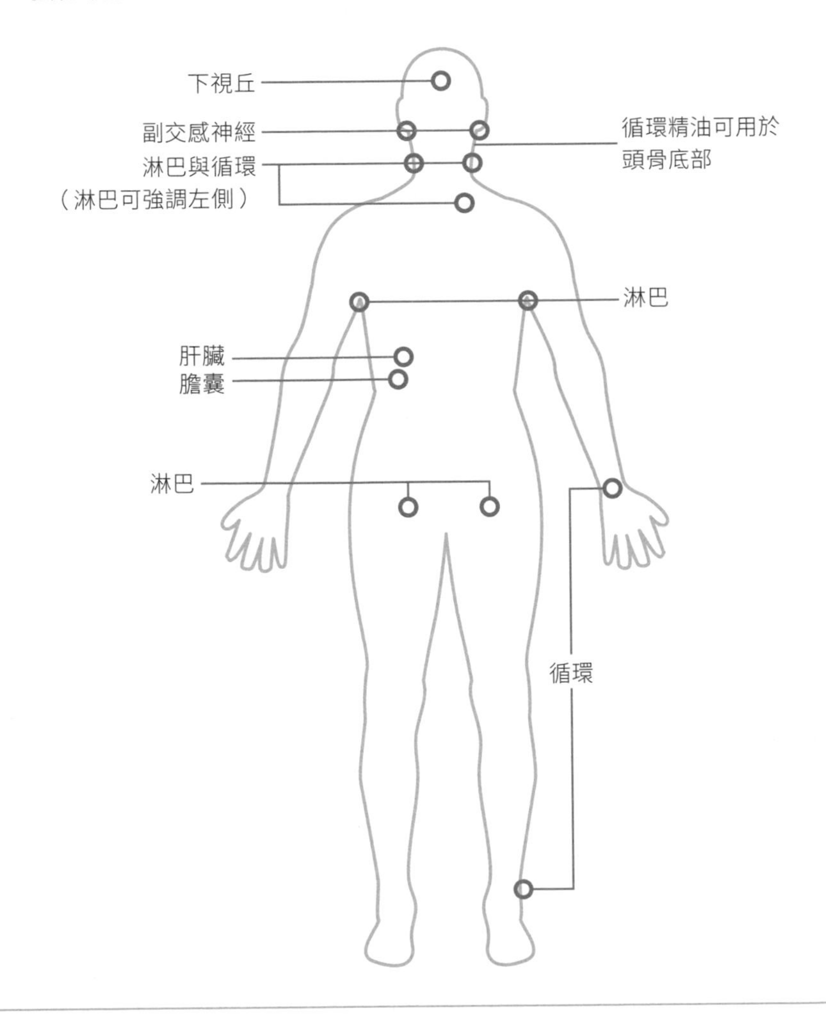

Point 4

補充能量以恢復、治癒

復原需要充足的能量來為內部功能的修復工作提供燃料、建立並維護細胞，以及促進人體的各種化學反應。我們體內的能量製造者包括腎上腺、下視丘、胰臟和甲狀腺，它們的健康能為身體提供關鍵能量，讓額外的治癒得以展開。

渴望剋星複方精油

這是款很受歡迎的食慾抑制配方，能抑制兩餐之間對食物的渴望。葡萄柚和檸檬精油可以除去口腔的渴望；薑精油是一種興奮劑，能提高我們一整天的能量水平；而肉桂皮精油則會幫助身體代謝糖分。

25 滴葡萄柚精油
20 滴檸檬精油
6 滴胡椒薄荷精油
5 滴肉桂皮精油
2 滴芹菜籽精油
2 滴薑精油
以椰子油充分稀釋

→

嗅吸或將1滴以椰子油稀釋的配方塗抹於臉頰內側（註：建議稀釋比例為1-1.5%，即200-300ml椰子油搭配上述配方）。

■ 使用時機

於兩餐之間使用，以控制食慾。

專注複方精油

當你需要專注與提升能量時，以下這個配方能帶來不錯的效果。甜羅勒的沉香醇含量很高，可幫助增強記憶力、提升注意力，並促進專注感。豆蔻有助於提升心情並緩解精神疲勞，而桉油醇迷迭香和胡椒薄荷具高度激勵性，能幫助在身心上提高專注力與能量，讓大腦和記憶力以頂尖狀態運作。

- 6 滴甜羅勒精油
- 2 滴豆蔻精油
- 8 滴胡椒薄荷精油
- 8 滴桉油醇迷迭香精油

→ 嗅吸或直接塗一點在太陽穴或頸部後方（註：可極少量純油點擦，仍建議先做親膚測試，或洽芳療師使用）。

- 使用時機：需要集中注意力時。

- 注意事項

嗅覺通道直接通往額葉，因此記得透過不同的鼻孔嗅聞精油，這樣能活化並平衡大腦的不同半球。

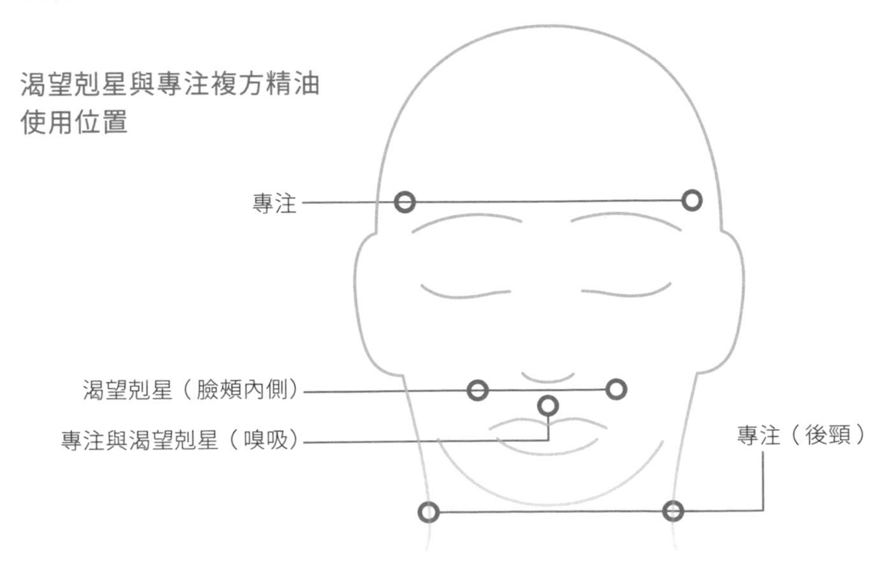

平衡腎上腺

一旦腎上腺恢復正常，皮質醇濃度就能回到平衡狀態，便可提供身體治癒所需的能量，而這也能支援血糖的平衡（更多關於腎上腺的資訊，請見P.132-134）。

精油可藉由改善大腦與腎上腺之間的訊號，來支援腦部與腺體間的溝通。如果你累了，那麼可幫助身體適應壓力並恢復平衡的植物將會增加你的能量。若你感到焦慮又亢奮，那麼精油將會產生鎮靜的效果。例如，2012年發表於期刊《精神藥理學的治療進展》（Therapeutic Advances in Psychopharmacology）的研究證實，迷迭香精油中的桉油醇，會增加流往大腦的血流量、提升警覺性。百里香精油中的香荊芥酚，則有助於提升能量水平。

腎上腺輔助複方精油

我最早開始使用的配方之一。將白松香、松紅梅、迷迭香和百里香以等比例混合後，加上一滴肉桂，能讓人感到煥然一新。

白松香精油
松紅梅精油
迷迭香精油
百里香精油
1滴肉桂精油

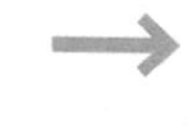

嗅吸，或以3-5%比例調和成按摩油塗抹於腎上腺，即背部中下、左右兩側最下方肋骨往上一個拳頭的位置。

- **使用時機**：每天塗抹二至三次。

輔助下視丘

下視丘負責協調自律神經系統的活動。我們的下視丘位於大腦中央，在腦下垂體附近，高度相當於鼻子上方的前額處，在眉毛和髮際線之間。而下視丘透過嗅覺，直接與嗅覺神經連接，這正是我們聞到的氣味直接進入大腦的方式（更多關於下視丘的資訊，請見P.131）。出現在鼻子下方的氣味，會立即反應在下視丘。

將1滴精油塗抹於鼻子正上方的前額處，有助於緩解並反轉下視丘的發炎狀況、協助重設它向身體發送及接收訊息的能力，也能幫助平息壓力並提升能量。

- ☑ **西印度月桂精油** 刺激性較強，有助於提高並振奮精神。它能幫助改善思緒的清晰度，讓思想充滿活力。此外，也有助於緩解冷漠無感、倦怠、身體上的疼痛及憂鬱。
- ☑ **乳香精油** 能幫助鎮靜發炎，並舒緩神經緊張和壓力相關症狀。它含有倍半萜，有助於為下視丘和腦下垂體提供氧氣。乳香精油萃取自生長於阿曼、索馬利亞及衣索比亞等地的乳香樹樹液。其中來自索馬利亞的精油，會在這種複方精油中帶來較佳的反應。
- ☑ **紅橘精油** 能舒緩神經緊張與焦躁不安，也包括神經性的失眠問題。它能幫助關閉過度活躍的腦袋，並帶來放鬆。
- ☑ **廣藿香精油** 以放鬆的特性聞名，可以為身體帶來支持感，並舒緩神經疲勞。
- ☑ **松樹精油** 帶有激勵作用，可幫助緩解疲勞、神經衰弱及其他壓力相關症狀。

下視丘共鳴複方精油

這個特定比例的精油組合有良好的協同作用，能夠幫助減少發炎，並與健康的下視丘功能產生共鳴。

- 2 滴西印度月桂精油
- 3 滴乳香精油
- 6 滴紅橘精油
- 5 滴廣藿香精油
- 2 滴松樹精油

→ 塗抹1小滴在鼻子正上方、眉毛和髮際線之間的前額處。此配方最好以極少量使用（註：建議比例為10ml基底油搭配上述精油配方。西印度月桂具皮膚刺激性，需稀釋後使用）。

▪ 使用時機

每天使用三到六次，可幫助改善腎上腺疲勞或任何皮質醇問題、甲狀腺或荷爾蒙平衡問題、飢餓與食慾控制、消化，或是直覺和一般的安全感問題。

腎上腺輔助與下視丘共鳴
複方精油使用位置（頭部）

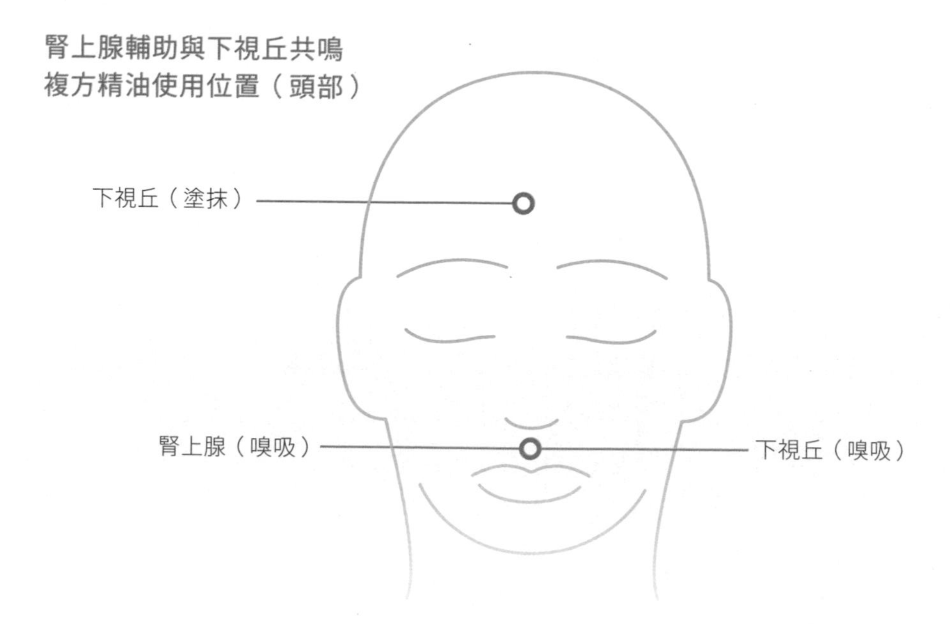

協助胰臟

胰臟能調節血糖，並釋出關鍵的荷爾蒙來支援能量水平、消化與健康的體重。使用以下的精油配方來確保胰臟的活力，並維持最佳的胰島素濃度。（更多關於胰臟的資訊，請見P.155）。

- ☑ **洋茴香精油** 兼具激勵和鎮靜效果。它有助於許多消化問題，並促進胰臟功能。
- ☑ **天竺葵精油** 根據發表於期刊《健康與疾病中的脂肪》（Lipids in Health and Disease）之研究，與「血糖濃度的顯著降低」相關聯。
- ☑ **玫瑰精油** 能增強整體身心能量。
- ☑ **玫瑰天竺葵精油** 有鎮靜和抗憂鬱的效果，也能幫助舒緩焦慮與壓力。

幫助胰臟複方精油

- 5 滴洋茴香精油
- 5 滴天竺葵精油
- 5 滴玫瑰精油
- 5 滴玫瑰天竺葵精油

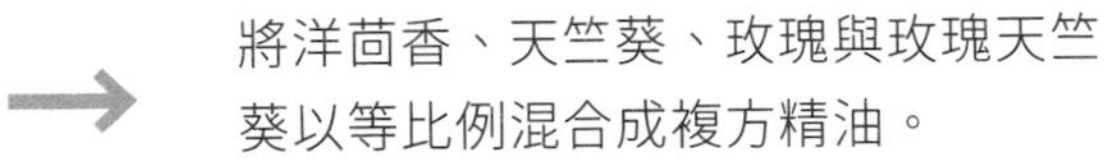

▪ **使用方法**

將以上配方加入基底油後（註：建議比例為3-5%）塗抹於胰臟的位置；亦即身體左側，從肚臍往上到肋骨的三分之二處（先將手放在肚臍上，然後移到左半邊，再往上移動至感覺到肋骨為止，這時你的手就會在胰臟的位置上）。也可滴1滴在棉球上，然後將棉球放進枕頭套或放在床邊。

▪ 使用時機

於飯前、睡前，或在夜間醒來後立刻使用。

▪ 注意事項

若是用於擴香，就不需稀釋。若用於皮膚，請以3-5ml的基底油混合3滴複方精油。

輔助甲狀腺

甲狀腺控制了新陳代謝，也包括能量的起伏。將乳香、沒藥等精油塗抹於甲狀腺上（頸部周圍，特別著重於喉結附近），有助於緩解發炎並平衡甲狀腺激素。

此外，下視丘、肝臟與腎上腺，可以支援甲狀腺的健康與恢復力，注意這三者的健康，也有助於避免一連串的負面影響。

下視丘在偵測到血液中的甲狀腺激素濃度偏低時，會刺激甲狀腺分泌甲狀腺激素T3與T4。

肝臟能夠幫助形成、代謝及調節甲狀腺激素T3與T4，此外，肝臟也會排除老舊的甲狀腺激素，以維持體內的荷爾蒙平衡。

腎上腺能幫助調節血糖，在低血糖引發的一連串過程中，會釋出對甲狀腺具有抗代謝作用的胺基酸，減少促甲狀腺素的產生。肌肉的分解代謝也會釋出大量荷爾蒙來抑制甲狀腺功能，並阻止T4轉化為活性T3。

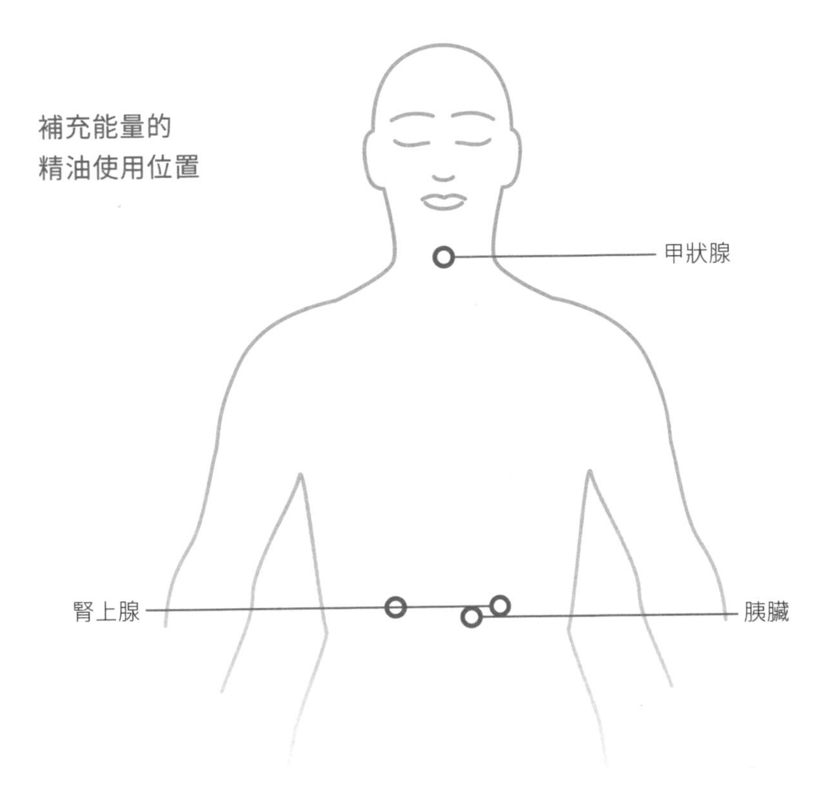
補充能量的
精油使用位置
甲狀腺
腎上腺
胰臟

Point 5

調節免疫系統，緩解發炎

當我們的免疫系統與我們攜手合作，恢復、治癒的速度就會更快。矯正運作不足或過度運作的免疫系統，可釋出資源，幫助鎮靜大腦的發炎狀況。而精油擁有抗菌、抗病毒和抗真菌的特性，能殺死病菌或抵抗感染，來幫助釋放免疫系統有限的能量和資源。透過緩解發炎與增強免疫系統，以達到最佳的健康狀態。

減少發炎

類黃酮等植物化合物，以及存在於大多數水果與蔬菜中的化學物質，已被證實能減少大腦中的發炎狀況。挑選來自植物的正確精油，也能達到同樣功效。

以下的抗發炎複方精油包含了幾種以抗發炎及緩解疼痛聞名的精油，可用於減少發炎，並促進血腦屏障發炎組織中的再生作用。

薑精油可預防慢性關節炎、帶來溫熱感，並刺激血液循環幫助緩解發炎與疼痛。葡萄柚精油中的檸檬烯有助於減少發炎，並調節發炎細胞激素的產生。

抗發炎複方精油

- 8 滴蒔蘿精油
- 8 滴薑精油
- 10 滴乳香精油
- 5 滴葡萄柚精油
- 5 滴龍艾精油
- 5滴 依蘭依蘭精油

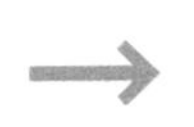

這款複方可直接使用純精油，或以基底油稀釋後使用（註：直接使用請以少量點擦為主，仍建議洽芳療師後使用）。

使用方法

→ 使用2-3滴精油輕輕按摩頭皮與脖子後方，以支援血腦屏障。

→ 以基底油稀釋3-5%後在肚臍周圍沿著順時針方向塗抹，支援腸道療癒。

→ 稀釋後塗抹於身體的任何受傷部位，以減少發炎並促進癒合。

使用時機

若是要緩解疼痛、發炎、腸漏或偏頭痛，請每天使用二到三次，或是於疼痛時使用。

注意事項

蒔蘿精油需確認是全株萃取還是種子萃取。種子萃取具神經毒性，孕婦嬰幼兒不宜。全株萃取則較無禁忌。

葡萄柚精油有微量光敏性，使用後須避免直曬陽光。

蒔蘿可減緩發炎

在中世紀的歐洲，騎士會將蒔蘿籽放在開放性傷口上以加速癒合。研究已證實蒔蘿的關鍵成分，d-香芹酮與d-檸檬烯，具有抗發炎與鎮痛效果，並指出蒔蘿精油可以顯著降低發炎與疼痛。蒔蘿也是歷史悠久且著名的抗痙攣草藥，被認為是胃、肝、腎及膀胱等器官的滋補品，此外還可以鎮靜大腦。

治癒腸道

發炎的腸道可能導致腸漏，並造成全身性的發炎。若是要治癒這種系統性的發炎，就必須從治癒腸壁開始。

健康的腸壁會促進益菌的健康平衡，也會防止有害細菌過度生長。腸道癒合後，就有能力阻止引起發炎的有害物質進入血液，並幫助整體免疫系統恢復平衡。

要處理腸道問題，很適合以塗抹於皮膚的方式使用按摩油，並搭配抗發炎飲食。下面介紹的複方精油能溫和地滲入皮膚，好讓腸壁再生與癒合。

樺木精油能幫助清除累積的毒素與發炎，具升溫性質的豆蔻精油有助於緩解發炎。絲柏精油可協助改善腸道感染、刺激遲緩的腸道，並強化微血管。乳香精油可支援消化系統，莎草精油則能支援腸胃問題，還可減低疼痛與發炎。此外，來自法國科西嘉島的義大利永久花精油是另一種強大的精油，可幫助減少發炎，並使小腸內黏膜再生。

治癒腸道複方精油

- 2 滴樺木精油
- 2 滴豆蔻精油
- 6 滴絲柏精油
- 7 滴乳香精油
- 3 滴莎草精油

一次使用2到3滴，在肚臍周圍沿著順時針方向畫圈按摩腸道，也可塗抹於脖子後方。或以基底油稀釋後使用。

▪ 使用時機

若可能，請於餐前10分鐘使用、每天三次。或是每天兩次、於起床時和睡前使用。

可搭配抗發炎複方精油（P.219）使用，以發揮最佳效果。

抗發炎與治癒腸道
複方精油使用位置

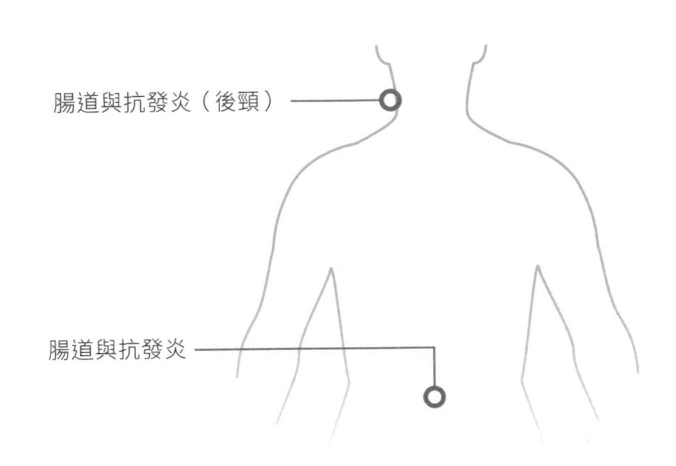

緩解組織胺反應

對於組織胺反應，我們的目標是要平衡，而非封鎖，因為組織胺在我們體內負責執行重要的功能（請見P.183的「什麼是組織胺？」）。

來自摩洛哥的藍艾菊是我個人最愛的組織胺平衡精油，但價格較高。將藍艾菊精油與羅馬洋甘菊、薰衣草、松紅梅、迷迭香、胡椒薄荷、雲杉、羅文莎葉及岩蘭草等精油混合時，可進一步強化效果。這個精油組合可幫助調節過多的組織胺分泌、平衡組織胺濃度，以及協助重設免疫反應，降低過敏反應及鼻竇腔和扁桃腺內的感染。

平衡組織胺複方精油

以上面提到的藍艾菊、羅馬洋甘菊、薰衣草、松紅梅、迷迭香、胡椒薄荷、雲杉、羅文莎葉及岩蘭草精油，自由搭配。

▪ **使用方法**

使用2-3滴上述精油，以椰子油等基底油稀釋後，用棉花棒擦拭於鼻腔內部（註：用於鼻黏膜，建議比例為0.5%。以10ml基底油搭配1滴純精油）。為了獲得最佳效果，你可以將沾了精油的棉花棒留在鼻腔中長達20分鐘。過程中請試著放鬆，並專注於透過鼻子呼吸。

▪ **使用時機**

每天塗抹二至六次。

處理鼻竇問題

精油非常適合用於鼻竇問題，因為精油能輕易進入鼻竇腔的小孔，疏通並促進黏液排出。

當我們的鼻竇發炎時，濃稠的黏液會充滿鼻腔，造成組織腫脹並堵塞——包括通往頸部和鼻子的排放管道。無法排除的液體會導致常見的鼻竇炎症狀，包括：頭痛、臉部有壓力感，甚至是牙痛。以下的鼻竇複方精油可做為分解黏液的局部去充血劑，它會刺激鼻子與鼻竇的排流，並緩解頭部壓力。

這邊使用的精油有抗微生物的特性，可以幫助處理鼻竇與鼻腔中的細菌、病毒和真菌等。另外，這個配方也會增加纖毛的移動速度與協調性，更有效地協助移除過敏原及其他的鼻竇刺激物。這能降低鼻竇感染的風險、改善不適感受並縮短復原的時間。

處理鼻竇複方精油

5 滴尤加利精油
5 滴胡椒薄荷精油
5 滴百里香精油
3 滴迷迭香精油
以分餾椰子油稀釋

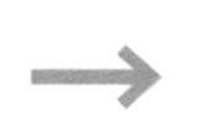

以180ml分餾椰子油或其他基底油稀釋後使用。用棉花棒沾取數滴按摩油，然後輕輕擦拭鼻腔內部。

▪ 使用方法

為了獲得最佳效果，你可以將沾了精油的棉花棒留在鼻腔中長達20分鐘。過程中請試著放鬆，並專注於透過鼻子呼吸。

▪ 使用時機

每天二至四次，最好是在早上一醒來時及睡前使用。

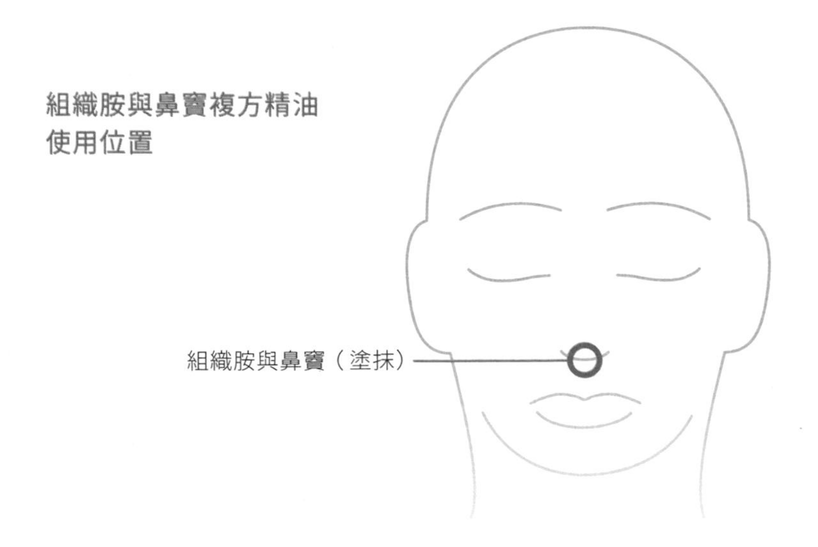

輔助胸腺

胸腺能支援免疫力，並產生免疫細胞。但隨著年齡增長，胸腺似乎會減慢並停止產生免疫細胞，因此會需要進一步的激勵。我們可以藉由胸腺敲擊法（輕拍胸腺）或使用精油來刺激胸腺。下列精油幫助強化胸腺以達成最佳免疫支援，好對抗感染、病毒、細菌、真菌、寄生蟲、腫瘤及發炎。

- ☑ **黑種草精油** 有助於免疫系統和上呼吸道疾病，可幫助殺死及驅逐病原體。
- ☑ **藍艾菊精油** 刺激胸腺，促使其啟動免疫系統的運作。
- ☑ **丁香精油** 可刺激循環、增加能量、緩解疲勞。
- ☑ **乳香精油** 能使白血球增生並減少發炎，強化免疫系統。
- ☑ **薑精油** 能幫助刺激免疫系統、緩解呼吸道感染、減少腺體腫脹，並協助排除鼻涕或過多的黏液
- ☑ **神聖羅勒精油** 是一種極佳的神經滋補品，能強化人體應付身體與情緒壓力的自然能力。
- ☑ **牛膝草精油** 透過抗菌及抗真菌作用來支援免疫系統，對抗某些病原體菌株。
- ☑ **杜松漿果精油** 是一種天然利尿劑，可支援淋巴的排流、幫助肝臟與腎臟正常運作，並治療潰瘍、泌尿系統感染及其他膀胱問題。
- ☑ **肉豆蔻精油** 強力抗菌。
- ☑ **野馬鬱蘭精油** 防腐效果最強的精油，它能幫助增強人體系統，尤其是呼吸系統。
- ☑ **羅文莎葉精油** 抗感染。能幫助緩解腺體的腫脹、感染，並協助復原。在治療皰疹和帶狀皰疹上也極有效。

☑ **迷迭香精油**　具防腐性，能支援免疫系統與呼吸道。它可以促進肝膽系統排流的排泄管與相關排泄器官的清潔，因此擁有極佳的排毒效果。上述過程會強化免疫力、刺激血流與循環，此外，也可用於皮膚保養。

輔助胸腺複方精油

以等比例混合上述十二種精油，再以基底油稀釋（註：建議比例為5-10%，可以10ml基底油搭配10-20滴複方純精油）。

▪ 使用方法

將2至3滴的按摩油塗抹於胸腺上、與第三根肋骨相接的中央胸骨處。以順時針方向畫圈塗抹30秒，然後以輕拍的方式刺激胸腺。

▪ 使用時機

依需要於早晚或全天任何時候使用。

支援肺臟

不少精油都對肺臟有益。部分有祛痰作用的精油，能支援肺部的黏液排流，疏通並鎮靜受刺激的呼吸道。特別值得一提的是尤加利精油，它具有強力的抗菌與免疫特性，可以對抗感染。澳洲尤加利精油可單獨使用，亦可混合其他精油來使用。

支援肺臟複方精油

- 20 滴澳洲尤加利精油
- 5 滴甜羅勒精油
- 5 滴香桃木精油
- 5 滴胡椒薄荷精油
- 5 滴雲杉精油
- 60ml 蓖麻油、椰子油或橄欖油等

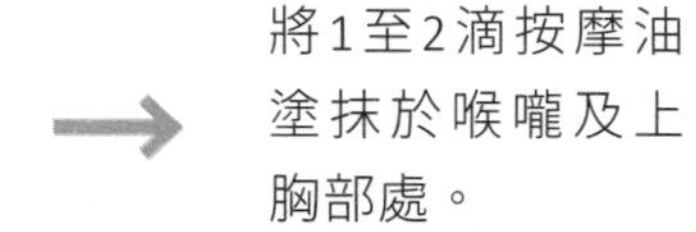

▪ 使用時機

若是要改善喉嚨痛或呼吸問題，請每天使用二到三次，或是於白天、夜晚依需要使用。

支援肺部的更多方法

你可以透過吸入精油的方式來支援肺部，蒸氣吸入法就是很棒的選擇。做法是將2到3杯滾水與5滴精油（例如尤加利精油）放入碗中，用毛巾蓋住頭、閉上眼睛、讓臉靠近碗，並緩緩地吸入蒸氣。也可以用精油水沾濕毛巾，將溫熱的毛巾敷在肺部及喉嚨處。

此外，也可以透過精油噴霧器吸入。噴霧方式不會加熱，因此不會造成精油的化學成分改變，臨床醫師達蒂斯．哈拉齊安博士很推薦以這個方式使用丁香、百里香或野馬鬱蘭精油。

盜賊複方精油

這個複方精油能幫助提高體溫，並讓免疫系統整體運作得更順暢。尤其是丁香精油，能保護身體免於感染，並加速從流感中復原。

40 滴肉桂葉精油
35 滴真正薰衣草精油
25 滴澳洲尤加利精油
20 滴檸檬精油
20 滴乳香精油
15 滴丁香精油
10 滴桉油醇迷迭香精油

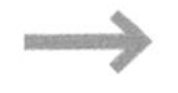

將2-3滴精油以5ml基底油稀釋後塗抹於整個腳底或喉嚨上。

▪ 使用時機

在睡前塗抹腳底，可以帶來預防效果。若你正在積極地對抗感冒或病毒，可以一天塗抹數次。

輔助胸腺、支援肺臟與盜賊複方精油的使用位置

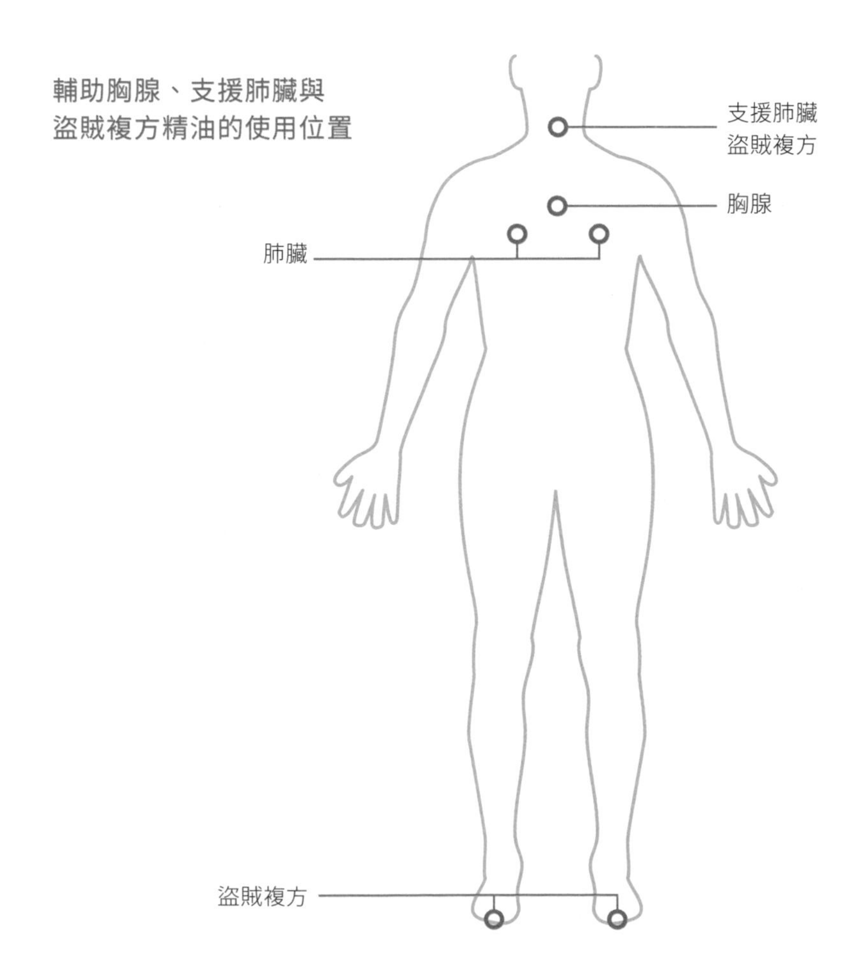

每天實行五大關鍵

以下列出使用各複方精油的時間點與使用方式。包含前面提到的：腎上腺輔助複方精油、下視丘共鳴複方精油、淋巴流動複方精油、血液循環複方精油、副交感神經複方精油、支援肝臟複方精油、支援膽囊複方精油、抗發炎複方精油、治癒腸道複方精油、生理節奏複方精油、盜賊複方精油。

在同一個時間點塗抹多種複方精油，可能會過度刺激或者打亂身體原本的平衡，我建議不要在一天中的任一時段，塗抹超過三種不同的複方精油（註：建議一次選擇一種複方，單日用量視整體劑量與頻率決定。此外，每個人的肝腎代謝效率不同，建議洽詢芳療師）。

起床時

- **腎上腺輔助複方精油**（P.212）
  → 塗抹於背部的腎上腺以獲取能量
- **下視丘共鳴複方精油**（P.214）
  → 塗抹於前額的下視丘處
- **淋巴流動複方精油**（P.205）**與血液循環複方精油**（P.207）
  → 塗抹於頸部兩側

早餐前

- **副交感神經複方精油**（P.194）
  → 塗抹於耳垂後乳突骨處的迷走神經
- **支援肝臟複方精油**（P.201）
  → 塗抹於肝臟上，位於身體右側、胸部下方
- **支援膽囊複方精油**（P.202）
  → 塗抹於膽囊處，位於身體右側、肋骨下方

午餐前

- **副交感神經複方精油**（P.194）
  → 塗抹於耳垂後乳突骨處的迷走神經

- 抗發炎複方精油（P.219）與治癒腸道複方精油（P.220）
  → 塗抹於肝臟上，位於身體右側、胸部下方

下午三點左右

- 腎上腺輔助複方精油（P.212）
  → 塗抹於背部腎上腺以獲取能量
- 下視丘共鳴複方精油（P.214）
  → 塗抹於前額的下視丘處
- 淋巴流動複方精油（P.205）與血液循環複方精油（P.207）
  → 塗抹於頸部兩側

晚餐前

- 副交感神經複方精油（P.194）
  → 塗抹於耳垂後乳突骨處的迷走神經
- 抗發炎複方精油（P.219）與治癒腸道複方精油（P.220）
  → 塗抹於肝臟上，位於身體右側、胸部下方

睡前

- 生理節奏複方精油（P.199）
  → 塗抹於耳垂後乳突骨處的迷走神經
- 支援肝臟複方精油（P.201）
  → 塗抹於肝臟上，位於身體右側、胸部下方
- 支援膽囊複方精油（P.202）
  → 塗抹於膽囊處，位於身體右側、肋骨下方

- 盜賊複方精油（P.227）
  → 塗抹於腳底

進一步恢復健康

本書的五個步驟健康關鍵，能幫助大部分的人復原並恢復健康。但若你受困於更艱難的狀況中，像是萊姆病、自體免疫問題或是晚期的神經退化性疾病等，那麼以下的生活方式、環境調整，以及精油的補充運用，可能會對你有所幫助。

減少接觸環境毒素

除了支援排毒路徑及排毒器官外，生活方式的改變也有助於減少接觸如黴菌、金屬、殺蟲劑、農藥、溶劑和防腐劑等毒素的機會。

選擇有機食物

這意味著降低接觸到殺蟲劑或草甘膦等除草劑的機率。此外，在飲食中加入種類豐富的植物，也有助於支援健康的腸道環境。

不接觸有害金屬

汞、鋁和鉛等金屬，會讓我們的免疫系統維持在高度警戒狀態，且會阻斷大腦中的訊號傳導途徑，而有意識地限制與金屬的接觸正是金屬排毒的一部分。鋁存在於除臭劑等個人護理產品、鍋碗瓢盆等烹飪容器，甚至是泡打粉（發粉）等食品中。補牙使用的汞合金填充物，也可能使你持續接觸金屬。

避免接觸黴菌

黴菌會在潮濕溫暖的環境中蓬勃發展，在美國，47%的建築物都有某種類型的黴菌存在。黴菌會黏附在如木頭、布料、地毯和石膏板等建築材料上，也會停留在我們的呼吸道內。不論是家裡的還是身體中的黴菌毒素都可能很難去除，體內的黴菌毒素在我們接觸黴菌很長一段時間後，仍可能在我們的鼻竇中徘徊逗留。

有四分之一的人在清除黴菌方面格外困難，這會導致鼻竇充血、頭痛、腦霧，甚至體重增加等症狀。定期更換空氣濾網或使用空氣清淨設備，能幫助我們在家中、辦公室及車裡保持乾淨的空氣循環供應，減少我們暴露於充滿黴菌的環境中。以擴香方式使用精油到底是有助於消除黴菌還是會讓黴菌惡化這點尚無定論，不過，就減少黴菌的傷害而言，定期以精油清潔鼻腔通道（請見處理鼻竇複方精油，P.223）是持續且有效的策略。

避免暴露於電磁輻射

來自手機、電腦、智慧電表、5G網路，甚至是嬰兒監視器的電磁頻率，都可能擾亂健康的細胞功能，並削弱我們的治癒力。這種輻射的頻率和脈衝率會打斷細胞的訊號發送與能量生產，而小孩從這些裝置吸收到的輻射可能是成人的兩倍。

有些簡單的做法可以減少暴露於電磁輻射。例如，手機和頭的距離越遠，身體吸收到的輻射就越少，因此在睡覺時，要盡量讓手機保持在距離頭部至少1.8公尺處，也可以把手機切換至飛航模式，或是在晚上拔掉Wi-Fi路由器，以減少輻射暴露。另外，讓床距離牆壁13公分以上，有助於減少暴露於穿過牆壁的電流。玫瑰和薰衣草等精油可能幫助平衡身體並抵消輻射的傷害。

減少你的微生物負擔

一旦安全打開了排毒與排出路徑，我們就可以開始處理會導致腦部功能障礙的寄生蟲、病毒、細菌、酵母菌、真菌及感染。

精油具有多種抗病毒與抗菌特性，不過我對於服用任何一種精油以消滅病原體的說法依舊維持著謹慎小心的態度。請務必記住，精油是高度濃縮的產物，能殺死壞的也能殺死好的。若你對服用精油有興趣，請諮詢受過專業訓練的執業醫師。有些草藥、營養補充品及藥物有利於消滅病原體，但殺死病原體並不是一種一體適用的萬能解決方案，因此請務必與你的醫師討論。

迷走神經刺激與免疫調節有助於支援腸道菌叢。我認為於穴位上塗抹精油會比服用更有效果，例如在小腿內側的三陰交，就是一個很強大的塗抹點，可支援免疫、消化與排毒通道。塗抹精油時，請塗在腳踝往上四個手指寬度處，如果同時對脛骨施加壓力會更有幫助。

關於生物膜的研究

目前已有研究顯示，精油在對付具抗生素抗藥性的生物膜方面具有潛力。不過實際上如何應用，還需要更進一步的研究與嘗試。

生物膜是細菌、真菌及寄生蟲等病原體製造出來的防護罩，用來隱藏自己，以免被我們的免疫系統找到。這些生物膜會黏附並殖民於我們體內溫暖潮濕的表面，例如口腔、腸道、鼻腔通道、肺部、耳道、陰道黏膜，或是慢性傷口與潰瘍等處，這會形成一種膠狀薄膜般的保護性物理屏障，在抗生素治療中為壞菌提供了掩護。

一般認為，會產生生物膜的微生物可能在鏈球菌咽喉炎、萊姆病、狼瘡和鼻竇炎等大多數的抗生素抗藥性感染中扮演了重要角色，而依據評估，更有多達80%的消化功能障礙——包括克隆氏症和潰瘍性結腸炎等——都與其相關。

精油的抗微生物、抗真菌、抗病毒、抗寄生蟲和抗菌特性，即使是在有抗生素抗藥性的情況下，仍對消滅生物膜內的細菌上十分有效。有一些精油能穿透並破壞生物膜的細胞壁，有效降解生物膜，並殺死細菌。而牙齒上的牙菌斑其實也是一種生物膜，而精油漱口水（例如包含百里酚、薄荷醇、桉葉油醇及水楊酸甲酯的李施德霖）之所以成功，有部分就是因為與其他產品相比，其具有分解和抑制牙菌斑形成的能力。

- 丁香精油

丁香精油在生物膜形成上展現令人印象深刻的抑制效果，同時還具有抗黏附及破壞生物膜的作用。在一項名為「精油與丁香酚抑制生物膜的形成和大腸桿菌的毒性」的研究中，一共測試了八十三種精油，而丁香精油及其化合物丁香酚，是最有效的生物膜抑制劑。

- 野馬鬱蘭精油

野馬鬱蘭精油成分中的香荊芥酚，能在不影響免疫功能的狀態下顯著抑制生物膜的形成。香荊芥酚已被證實可抑制具抗生素抗藥性的細菌、病毒、寄生蟲及真菌，且有助於降低生物膜相關物質的強度與流動性，以防止生物膜擴散。

■ 頭狀百里香精油

其活性成分百里酚，提供了對抗生物膜相關細菌的優秀保護作用。有說法認為，百里香能限制在大量生物膜集合中特定微生物間的化學通訊，藉此破壞生物膜的形成，並降低感染強度。

其他的營養支援

各種營養素，像是維生素和礦物質等，都是我們的細胞修復、治癒所需的基礎材料。營養素缺乏或毒素過剩，都會干擾我們的治癒力。而以下的營養相關建議，有助於強化健康。

黏合劑

在移動、排除毒素時，可以攝取黏合劑，而所謂黏合劑，就是如黏土、炭等有助於與毒素結合並確保這些毒素會離開我們身體的物質。

什麼是黏合劑？

當我們試圖移動金屬、殺蟲劑等環境毒素或黴菌、細菌、病毒等病原體或酵母菌時，必須確保毒素不但移動也確實離開身體。毒素必須通過肝臟與膽囊後進入小腸，最後以糞便的形式排除。若毒素沒有和任何能帶它們離開身體的東西結合，多數就會在腸道中被重新吸收。

黏合劑是指炭、黏土或藻類等，會與毒素結合並將它們移出身體的物質。黏合劑會透過吸引或誘捕毒素，將毒素一路沿著消化道運送並排出人體。

由於黏合劑也能夠與營養物質結合，因此攝取時間最好是在用餐或服用任何營養補充品或藥物之前或之後的至少一小時。在睡前攝取黏合劑有助於支援排毒，並減少夜間醒來的現象。不過，黏合劑也會導致便秘，因此請務必搭配大量水分或是超氧化鎂。

補充水分

人體內最重要的營養素就是水分，它佔了大腦的75%。人體的每個功能，都取決於水分是否能有效率流動，幫助輸送營養至體內各處，並將廢物排出人體。透過呼吸、消化、排泄及流汗，人體每天都會流失10到12杯的水分，而人體只能自行生成每日需水量的8%，剩下的92%，都必須透過我們的飲食取得。因此，每天攝取足夠的水分非常重要。只要稍微缺水，便有可能讓人體進行水分的配給管制，並進入脫水模式。利尿的飲料，如咖啡、含咖啡因的茶、果汁、汽水和酒精飲料等，都會搶走我們身體的含水庫存，可能導致脫水。

精神支援

當我們強化前額葉皮質時，就是在增強大腦的精神能量，並加快大腦的處理速度。以下精油都有助於提升注意力與警覺性、支援清晰的思考，並幫助我們對手邊的任務保持專注，尤其是塗抹於前額時。

前面介紹的專注複方精油（P.211），包含了可幫助維持思緒清晰，並將注意力導向手邊任務的精油。

以下將介紹已被證實可改善注意力缺失症（ADD）和注意力不足過動症（ADHD）的複方精油。其所包含的精油如下：

- ☑ **雪松精油** 有助於強化神經系統，並在面對注意力分散的狀態下保持專注。
- ☑ **乳香精油** 可幫助鞏固心靈、消除優柔寡斷並提振情緒。此外還能減少發炎，進而降低皮質醇濃度並平復心情。

☑ **迷迭香精油** 能夠平衡情緒、降低壓力與緊張感、讓心靈平靜，且可增強複方精油中的其他精油以達成最佳效果。

☑ **岩蘭草精油** 泰瑞・弗里德曼博士研究發現，岩蘭草精油能使ADD和ADHD兒童的成功表現加倍。岩蘭草也是最適合讓心靈穩定、平靜，並專注於特定任務的精油之一。

ADD與ADHD複方精油

- 3 滴雪松精油
- 3 滴乳香精油
- 3 滴桉油醇迷迭香精油
- 3 滴岩蘭草精油

→

・為了獲得最佳效果，請塗抹1至2滴於脖子後方，亦即腦幹所在處。

・以基底油稀釋後塗抹少量於太陽穴與整個額頭。

・以基底油稀釋後塗抹在腳底。

■ **使用時機**

若要幫助促進精神專注，請每天塗抹二到三次，或在注意力不集中及分心時使用。當你開始感到注意力分散時，可以滴幾滴純精油在面紙上，然後放在附近你可以聞到其氣味的地方。

情感支援

精油可以幫助轉換情緒。嗅覺與大腦儲存和釋放情感創傷的邊緣系統直接連結，因此，這條通往邊緣系統的直接路徑，讓氣味能夠動員被遺忘已久的記憶與情感。

我們可以利用精油配合呼吸，來幫助釋放並修復情感障礙、減少負面的情緒與思考模式，以更積極正面的選擇來取代。再加上其他的方法，像是輕拍反射點以釋放情緒或能量障礙（亦即所謂的情緒釋放技巧）、正向的肯定態度等，也都會有幫助。

釋放負面情緒的精油呼吸練習

我個人釋放負面情緒的方法如下：首先，把注意力放在自己想要釋放的負面情緒或重複性的思維模式上。例如你可在鏡子前，或是對著一位值得信賴的朋友，大聲說出自己的煩惱。若可以，請試著深入挖掘自己的情感記憶，並回想自己可能是在何時第一次經歷了這樣的情緒或思維模式，也許是在幼兒時期的某個時候。

請確認你自己、這種經歷，以及你可能正在感受到的任何情緒，包括憤怒、恐懼、悲傷、羞恥或內疚等。你可以有這些感覺，但它們不再為你服務。現在，該是時候釋放這些情緒了。

在這個過程中，以吐氣釋放過去的傷痛。在嗅聞精油的同時深深的呼吸、並深深的吐氣，加速情緒釋放的速度。做個深呼吸，緩緩地吸入精油，然後吐氣。重複這樣的呼吸動作三至七次。當你停止聞到精油的氣味時，便知道精油正在發揮作用了。

在專注於過去的傷痛或情感時，深深吸入精油的氣味。承認那些強烈的情緒，然後於吐氣時，讓它們流出你的身體。如果眼淚也流了下來，就接受它吧。眼淚也有助於排出體內的老舊荷爾蒙。

感覺到自己釋放完情緒之後，可以用積極正向的肯定語來填補負面空間。露易絲·賀（Louise Hay）在其著作《創造生命的奇蹟》中提供了許多肯定的建議，也可以用任何能呼喚你內心的事物替代。

納入積極肯定的程序，和釋放的程序相同：吸入精油，重複三至七次的呼吸動作，並將注意力放在正向的肯定上，彷彿將它吸入身體。吸氣後請屏住呼吸，讓正向與肯定進駐你的身體。請感受身體放鬆且恢復平衡。在你準備好時，再慢慢地吐氣。

你可以依照自己的需要，重複多次這樣的呼吸練習，要知道越是以精油和呼吸釋放情緒，情感記憶的強度就越會減弱。不過，我們每個人都是獨立的生物個體，因此體驗可能不盡相同。

支援情感的精油

以下是我個人偏好用於釋放過去傷痛的一些精油。

▪ 藍艾菊精油

一種來自摩洛哥的開花植物的鈷藍色精油，我個人最愛用此精油來幫助釋放負面情緒及任何令人陷入困境的事物。它有助於緩解不知所措及筋疲力竭的感受，好讓你能繼續前進。可以嗅吸，或是塗抹並按摩於心臟、喉嚨、耳後等處。藍艾菊精油能讓你釋放憤怒，並消除儲存於細胞深處的負面記憶。

▪ 乳香精油

穩固定心的樹脂類精油，可幫助改善身體的保護與治癒能力。它對於釋放憤怒、克服悲傷及驅散恐懼很有幫助，也可用於緩解悲痛或情緒創傷。可以嗅吸，或是塗抹並按摩於心臟、頭骨底部或腳底。

▪ 玫瑰精油

極度振奮人心，就改善心理健康並提供焦慮、悲傷、擔憂、心理創傷及憤怒等情緒的解脫而言，是最佳選擇之一。研究已證實玫瑰精油具有抒解壓力，以及增加平靜與放鬆感的能力。可以嗅吸，或是塗抹並按摩於心臟、手腕或耳後。

即使情緒和緩釋放，仍有可能令人難以承受。這就和清理儲藏室的過程一樣——在全部整理乾淨前，往往會變得更加混亂。你得把整齊地塞在隱蔽空間中的雜物一樣樣拖出來，好好檢視一番，並決定哪些需要丟掉、哪些該保存，或需要進一步處理。情緒也是如此。

整脊作用

在脊椎按摩等結構性對齊的治療後，將精油塗抹於局部皮膚，可以幫助維持校正後的狀態。

此複方精油被稱做「瓶子裡的整脊師」，有助於在矯正脊椎後維持對齊與平衡。其中，藍艾菊精油能幫助加強自我控制、驅散負面情緒，並克服憤怒問題。乳香精油不僅可幫助克服負面情緒，還能消除不配的自我貶低感。花梨木精油有助於產生安全感並面對恐懼，而雲杉精油則能幫助消除情緒障礙並減低精神疲勞。可以透過嗅吸，或將以下配方以基底油稀釋後塗抹在下背或腳底。

結構性對齊複方精油

- 6 滴藍艾菊精油
- 7 滴乳香精油
- 2 滴花梨木精油
- 15 滴雲杉精油

後記

感謝各位加入這趟運用精油強化大腦並治癒身體的旅程。對許多人來說，本書中介紹的方法，將幫助重建大腦健康，並恢復你的精力、情緒與專注力。而對其他人來說，這或許是個可做為基礎的起點，能讓你開始使用精油調理慢性健康問題，或探索更強大的治癒潛力。治癒的途徑有很多，我希望在本書中成功提出了更自然、非侵入性的工具，如精油，並賦予各位治癒的力量。

我對使用精油來治癒大腦並強化身體的熱情，隨著每個新發現、每個成功案例，以及每一個使我發掘出更多解決方案的客戶挑戰而日益加深。我非常榮幸能夠參與各位的健康之旅，也希望我們能保持聯繫。

我很樂意與你聯繫以瞭解你的成功與挑戰，並分享新的研究與治癒策略。讓我們保持聯繫。你可以在社群媒體上找到我，也可以來看看我的網站。

充滿健康活力的，

喬迪・寇恩

社群資訊

www.vibrantblueoils.com

www.boostthebrainbook.com/resources

https://www.facebook.com/vibrantblueoils/

https://www.facebook.com/groups/VibrantBlueOilsDiscussionGroup/@vibrantblueoils

參考文獻

廣泛而完整的參考書目與最新參考資料請參閱：
www.boostthebrainbook.com/resources.

Agah, Shahram, Amir Mehdi Taleb, Reyhane Moeini, Narjes Gorji, and Hajar Nikbakht. "Cumin Extract for Symptom Control in Patients with Irritable Bowel Syndrome: A Case Series." Middle East Journal of Digestive Diseases 5, no. 4 (October 2013): 217– 22. https://www.ncbi.nlm.nih.gov/pubmed/24829694.

Agatonovic- Kustrin, Snezana, Ella Kustrin, and David W. Morton. "Essential Oils and Functional Herbs for Healthy Aging." Neural Regeneration Research 14, no. 3 (March 2019): 441– 45. https://doi .org/10.4103/1673- 5374.245467.

Alma, Mehmet Hakki, Siegfried Nitz, Hubert Kollmannsberger, Metin Diğrak, Fatih Tuncay Efe, and Necmettin Yilmaz. "Chemical Composition and Antimicrobial Activity of the Essential Oils from the Gum of Turkish Pistachio (Pistacia vera L.)." Journal of Agricultural and Food Chemistry 52, no. 12 (June 2004): 3911– 14. https://doi.org/10.1021/jf040014e.

Alqareer, Athbi, Asma Alyahya, and Lars Andersson. "The Effect of Clove and Benzocaine Versus Placebo as Topical Anesthetics." Journal of Dentistry 34, no. 10 (November 2006): 747– 50. https://doi.org/10.1016/j .jdent.2006.01.009.

Antonucci, Nicola, Dietrich Klinghardt, Stefania Pacini, and Marco Ruggiero. "Tailoring the Ruggiero- Klinghardt Protocol to Immunotherapy of Autism." American Journal of Immunology 14, no. 1 (January 2018): 34– 41. https://doi.org/10.3844/ajisp.2018.34.41.

Ayaz, Muhammad, Abdul Sadiq, Muhammad Junaid, Farhat Ullah, Fazal Subhan, and Jawad Ahmed. "Neuroprotective and Anti- aging Potentials of Essential Oils from Aromatic and Medicinal Plants." Frontiers in Aging Neuroscience 9 (May 30, 2017): 168. https://dx.doi. org/10.3389%2Ffnagi.2017.00168.

Boukhris, Maher, Mohamed Bouaziz, Ines Feki, Hedya Jemai, Abdelfattah El Feki, and Sami Sayadi. "Hypoglycemic and Antioxidant Effects of Leaf Essential Oil of Pelargonium graveolens L'Hér. in Alloxan- Induced Diabetic Rats." Lipids in Health and Disease 11, no. 81 (June 26, 2012): 81. https://doi .org/10.1186/1476- 511x- 11- 81.

Bradley, Belinda F., Nicola J. Starkey, S. L. Brown, and Robert Lea. "The Effects of Prolonged Rose Odor Inhalation in Two Animal Models of Anxiety." Physiology & Behavior 92, no. 5 (December 2007): 931– 38. https://doi.org/10.1016/j.physbeh.2007.06.023.

Campbell- McBride, Natasha. Gut and Psychology Syndrome: Natural Treatment for Autism, Dyspraxia, A.D.D., Dyslexia, A.D.H.D., Depression, Schizophrenia. London: Medinform, 2004.

Chaudhuri, Joydeep. "Blood Brain Barrier and Infection." Medical Science Monitor 6, no. 6 (November– December 2000): 1213– 22. https://pubmed .ncbi.nlm.nih.gov/11208482/.

Cherkasova, Marlya V., and Lily Hechtman. "Neuroimaging in Attention-Deficit Hyperactivity Disorder: Beyond the Frontostriatal Circuitry." The Canadian Journal of Psychiatry 54, no. 10, (October 2009): 651– 64. https://doi.org/10.1177/070674370905401002.

Fischer, Tobias W., Ralph M. Trüeb, Gabriella Hänggi, Marcello Innocenti, and Peter Elsner. "Topical Melatonin for Treatment of Androgenetic Alopecia." International Journal of Trichology 4, no. 4 (October 2012): 236– 45. https://doi.org/10.4103/0974- 7753.111199.

Fox, Michelle, Ellie Krueger, Lauren Putterman, and Robert Schroeder. "The Effect of Peppermint on Memory Performance." Journal of Advanced Student Science (JASS), University of Wisconsin- School of Medicine and Public Health, Department of Neuroscience, and University of Wisconsin- School of Education, Department of Kinesiology (Spring 2012). http://jass.neuro.wisc.edu/2012/01/Lab%20603%20Group%20 5%20The%20 Effect%20of%20Peppermint%20on%20Memory%20Performance.pdf.

Friedmann, Terry S. "Attention Deficit and Hyperactivity Disorder(ADHD)." Semantic Scholar, Corpus ID: 51436208 (2002). https://www.semanticscholar.org/paper/ATTENTION- DEFICIT- AND- HYPERACTIVITY- DISORDER- (- ADHD- Friedmann/c24c35b7ceea6a3e09ea2c a773b354eea318e6c2.

Fu, Yujie, Yuangang Zu, Liyan Chen, Xiaoguang Shi, Zhe Wang, Su Sun, and Thomas Efferth. "Antimicrobial Activity of Clove and Rosemary Essential Oils Alone and in Combination." Phytotherapy Research 21, no. 10 (October 2007): 989– 94. https://doi.org/10.1002/ ptr.2179.

Garabadu, Debapriya, Ankit Shah, Sanjay Singh, and Sairam Krishnamurthy. "Protective Effect of Eugenol Against Restraint Stress- Induced Gastrointestinal Dysfunction: Potential

Use in Irritable Bowel Syndrome." Pharmaceutical Biology 53, no. 7, 968– 74. https://doi.org/10.3109/1388020 9.2014.950674.

Georas, Steve N., and Fariba Rezaee. "Epithelial Barrier Function: At the Frontline of Asthma Immunology and Allergic Airway Inflammation." The Journal of Allergy and Clinical Immunology 134, no. 3 (September 1, 2014): 509– 20. https://doi.org/10.1016/j.jaci.2014.05.049.

Goleman, Daniel. "Brain's Design Emerges as a Key to Emotions." New York Times, August 15, 1989. https://www.nytimes.com/1989/08/15/science/brain- s- design- emerges- as- a-key- to- emotions.html.

Habib, Navaz. Activate Your Vagus Nerve. Berkeley: Ulysses Press, 2019.

Han, Xuesheng, Tory L. Parker, and Jeff Dorsett. "An Essential Oil Blend Significantly Modulates Immune Responses and the Cell Cycle in Human Cell Cultures." Cogent Biology 3, no. 1 (June 2017). https://doi.org/10.1080/ 23312025.2017.1340112.

Hay, Louise（露易絲・賀），《創造生命的奇蹟》. 方智，2012

He, Wei, Xiaoyu Wang, Hong Shi, Hongyan Shang, Liang Li, Xiang- Hong Jing, and Bing Zhu. "Auricular Acupuncture and Vagal Regulation." Evidence- Based Complementary and Alternative Medicine, Article ID 786839 (November 27, 2012). https://doi.org/10.1155/2012/786839.

Herz, Rachel S. "Do Scents Affect People's Moods or Work Performance?" Scientific American, November 11, 2002. https://www.scientificamerican.com/article/do- scents-affect- peoples/.

Hotta, Mariko, Rieko Nakata, Michiko Katsukawa, Kazuyuki Hori, Saori Takahashi, and Inoue Hiroyasu. "Carvacrol, a Component of Thyme Oil, Activates PPARα and γ and Suppresses COX- 2 Expression." Journal of Lipid Research 51, no. 1 (January 2010): 132– 39. https://doi.org/10.1194/jlr .m900255- jlr200.

Kharrazian, Datis. Why Isn't My Brain Working?: A Revolutionary Understanding of Brain Decline and Effective Strategies to Recover Your Brain’ s Health. Carlsbad, CA: Elephant Press, 2013.

Kiecolt- Glaser, Janice K., Jennifer E. Graham- Engeland, William B. Malarkey, Kyle Porter,

Stanley Lemeshow, and Ronald Glaser. "Olfactory Influences on Mood and Autonomic, Endocrine, and Immune Function." Psychoneuroendocrinology 33, no. 3 (April 2008): 328–39. https://doi .org/10.1016/j.psyneuen.2007.11.015.

Kim, Yong- Guy, Jin- Hyung Lee, Giyeon Gwon, Soon- Il Kim, Jae Gyu Park, and Jintae Lee. "Essential Oils and Eugenols Inhibit Biofilm Formation and the Virulence of Escherichia coli O157:H7." Scientific Reports 6, Article ID 36377 (November 3, 2016). https://doi.org/10.1038/srep36377.

Klinghardt, Dietrich, and Amelie Schmeer-Maurer. Mentalfeld-Techniken-Ganz Praktisch: 20 Methoden für Selbsthilfe und Heilung. Kirchzarten, Germany: VAK Verlags, 2011.

Komori, T., R. Fujiwara, M. Tanida, J. Nomura, and M. M. Yokoyama. "Effects of Citrus Fragrance on Immune Function and Depressive States." Neuroimmunomodulation 2, no. 3 (May–June 1995): 174–80. https://doi.org/10.1159/000096889.

Kong, Jian, Jiliang Fang, Joel Park, Shaoyuan Li, and Pei-Jing Rong. "Treating Depression with Transcutaneous Auricular Vagus Nerve Stimulation: State of the Art and Future Perspectives." Frontiers in Psychiatry (February 5, 2018). https://doi.org/10.3389/fpsyt.2018.00020.

Lang, Dr. Janet. "Balancing Female Horomones Naturally." [Lecture.] Seattle: May, 2010.

Lang, Sidney B., Andrew A. Marino, Garry Berkovic, Marjorie Fowler, and Kenneth D. Abreo. "Piezoelectricity in the Human Pineal Gland." Bioelectrochemistry and Bioenergetics 41, no. 2 (December 1996): 191–95.https://doi.org/10.1016/S0302-4598(96)05147-1.

Lee, Jin-Hyung, Yong-Guy Kim, and Jintae Lee. "Carvacrol-Rich Oregano Oil and Thymol-Rich Thyme Red Oil Inhibit Biofilm Formation and the Virulence of Uropathogenic Escherichia coli. Journal of Applied Microbiology 123, no. 6 (December 2017): 1420–28. https://doi.org/10.1111/jam.13602.

Li, Yuan, Xiongfeng Fu, Xin Ma, Shijie Geng, Xuemei Jiang, Qichun Huang, Caihong Hu, and Xinyan Han. "Intestinal Microbiome-Metabolome Responses to Essential Oils in Piglets." Frontiers in Microbiology 9(August 28, 2018): 1988. https://dx.doi.org/10.3389%2Ffmicb.2018.01988.

Liu, Ai-Dong, Guo-Hong Cai, Yan-Yan Wei, Jian-Ping Yu, Jing Chen, Jing Yang, Xin Wang, Yin-Wei Che, Jian-Zong Chen, and Sheng-Xi Wu. "Anxiolytic Effect of Essential Oils of Salvia miltiorrhiza in Rats." International Journal of Clinical and Experimental Medicine 8, no. 8(November 2015): 12756–64. http://www.ncbi.nlm.nih.gov/pmc/articles/pmc4612874/.

Louis, Janelle. "Adverse Childhood Experiences: A Hidden Cause of Depression & Chronic Disease." Naturopathic Doctor News & Review, March 4, 2019. https://ndnr.com/anxietydepressionmental-health/adverse-childhood-experiences-a-hidden-cause-of-depression-chronic-disease/.

Lv, Xiao Nan, Huan Jing Zhang, and Chi-Meng Tzeng. "Aromatherapy and the Central Nerve System (CNS): Therapeutic Mechanism and Its Associated Genes." Current Drug Targets 14, no. 8 (July 2013): 872–79. https://doi.org/10.2174/1389450111314080007.

Matsukawa, Mutsumi, Masato Imada, Toyotaka Murakami, Shin Aizawa, and Takaaki Sato. "Rose Odor Can Innately Counteract Predator Odor." Brain Research 1381 (March 24, 2011): 117–23. https://doi.org/10.1016/j.brainres.2011.01.053.

Morgan, L. Lloyd, Santosh Kesari, and Devra Lee Davis. "Why Children Absorb More Microwave Radiation than Adults: The Consequences." Journal of Microscopy and Ultrastructure 2, no. 4 (December 2014): 197–204. https://doi.org/10.1016/j.jmau.2014.06.005.

Moss, Mark, and Lorraine Oliver. "Plasma 1,8-Cineole Correlates with Cognitive Performance Following Exposure to Rosemary Essential Oil Aroma." Therapeutic Advances in Psychopharmacology 2, no. 3 (June 2012): 103–13. https://doi.org/10.1177/2045125312436573.

Nahman-Averbuch, Hadas, Elliot Sprecher, Giris Jacob, and David Yarnitsky. "The Relationships Between Parasympathetic Function and Pain Perception: The Role of Anxiety." Pain Practice 16, no. 8 (November 2016):1064–72. https://doi.org/10.1111/papr.12407.

Nazzaro, Filomena, Florinda Fratianni, Laura De Martino, Raffaele Coppola, and Vincenzo De Feo. "Effect of Essential Oils on Pathogenic Bacteria." Pharmaceuticals (Basel) 6, no. 12 (December 2013): 1451–74. https://doi.org/10.3390/ph6121451.

Negoias, Simona, Ilona Croy, Johannes Gerber, S. Puschmann, Katja Petrowski, Peter Joraschky, and Thomas Hummel. "Reduced Olfactory Bulb Volume and Olfactory Sensitivity in Patients with Acute Major Depression." Neuroscience 169, no. 1 (August 11, 2010):

415–21. https://doi.org/10.1016/j.neuroscience.2010.05.012.

Nicoll, Roger A., and Daniel V. Madison. "General Anesthetics Hyperpolarize Neurons in the Vertebrate Central Nervous System." Science 217, no. 4564 (September 10, 1982): 1055–57. https://doi.org/10.1126/science.7112112.

Pavlov, Valentin A., and Kevin J. Tracey. "Neural Circuitry and Immunity." Immunologic Research 63, no. 0 (December 2015): 38–57. https://doi.org/10.1007/s12026-015-8718-1.

Peres, Mario Fernando Prieto, Eliova Zukerman, Fabiano da Cunha Tanuri, F. R. Moreira, and Jose Cipolla-Neto. "Melatonin, 3 Mg, Is Effective for Migraine Prevention." Neurology 63, no. 4 (August 24, 2004): 757. https://doi.org/10.1212/01.WNL.0000134653.35587.24.

Pizzorno, Joseph E. The Toxin Solution: How Hidden Poisons in the Air, Water, Food, and Products We Use Are Destroying Our Health—and What We Can Do to Fix It. New York: Harper One, 2017.

Qin, Bolin, Kiran S. Panickar, and Richard A. Anderson. "Cinnamon: Potential Role in the Prevention of Insulin Resistance, Metabolic Syndrome, andType 2 Diabetes." Journal of Diabetes Science and Technology 4, no. 3 (May 2010): 685–93. https://doi.org/10.1177/193229681000400324.

Reiter, Russel J., Du-Xian Tan, Ahmet Korkmaz, and Lorena Fuentes-Broto. "Drug-Mediated Ototoxicity and Tinnitus: Alleviation with Melatonin." Journal of Physiology and Pharmacology 62, no. 2 (April 1, 2011): 151–57. http://www.jpp.krakow.pl/journal/archive/04_11/pdf/151_04_11_article.pdf.

Samsel, Anthony, and Stephanie Seneff. "Glyphosate, Pathways to Modern Diseases III: Manganese, Neurological Diseases, and Associated Pathologies." Surgical Neurology International 6 (March 24, 2015): 45. https://doi.org/10.4103/2152-7806.153876.

Sapolsky, Robert M. Why Zebras Don't Get Ulcers: The Acclaimed Guide to Stress, Stress-Related Diseases, and Coping. 3rd ed. New York: Henry Holt, 2004.

Seneff, Stephanie. "Sulfate Deficiency in Neurological Disease Following Aluminum and Glyphosate Exposure." Webinar presented on June 2, 2015, hosted by Jessica Sherman. https://people.csail.mit.edu/seneff/2015/SeneffJune2_2015.pdf.

Seol, Geun Hee, Hyun Soo Shim, Pill-Joo Kim, Hea Kyung Moon, Ki-Ho Lee, Insop Shim, Suk Hyo Suh, and Sun Seek Min. "Antidepressant-like Effect of Salvia sclarea Is Explained by

Modulation of Dopamine Activities in Rats." Journal of Ethnopharmacology 130, no. 1 (July 6, 2010): 187–90. https://doi.org/10.1016/j.jep.2010.04.035.

Simon Fraser University. "Understanding How the Blood-Brain Barrier Is Breached in Bacterial Meningitis." Infection Control Today, October 5, 2016. https://www.infectioncontroltoday.com/view/understanding-how-blood-brain-barrier-breached-bacterial-meningitis.

Stewart, David. The Chemistry of Essential Oils Made Simple: God's Love Manifest in Molecules. Marble Hill, MO: Care Publications, 2005.

Su, Shulan, Jinao Duan, Ting Chen, Xiaochen Huang, Erxin Shang, Li Yu, Kaifeng Wei, et al. "Frankincense and Myrrh Suppress Inflammation via Regulation of the Metabolic Profiling and the MAPK Signaling Pathway." Scientific Reports 5, Article ID 13668 (September 2, 2015). https://doi.org/10.1038/srep13668.

Surette, Marc E. "The Science Behind Dietary Omega-3 Fatty Acids." Canadian Medical Association Journal 178, no. 2 (January 15, 2008): 177–80. https://doi.org/10.1503/cmaj.071356.

Takeda, Ai, Emiko Watanuki, and Sachiyo Koyama. "Effects of Inhalation Aromatherapy on Symptoms of Sleep Disturbance in the Elderly with Dementia." Evidence-Based Complementary and Alternative Medicine 4, Article ID 1902807 (March 23, 2017): 1–7. https://doi.org/10.1155/2017/1902807.

Talpur, N., Bobby Echard, C. Ingram, Debasis Bagchi, and Harry G. Preuss. "Effects of a Novel Formulation of Essential Oils on Glucose-Insulin Metabolism in Diabetic and Hypertensive Rats: A Pilot Study." Diabetes, Obesity and Metabolism 7, no. 2 (March 2005): 193–99. https://doi.org/10.1111/j.1463-1326.2004.00386.x.

Tamura, Hiroshi, Akihisa Takasaki, Toshiaki Taketani, Manabu Tanabe, Fumie Kizuka, Lifa Lee, Isao Tamura, et al. "The Role of Melatonin as an Antioxidant in the Follicle." Journal of Ovarian Research 5, no. 5 (January 26, 2012). https://doi.org/10.1186/1757-2215-5-5.

Targum, Steven D., and Norman Rosenthal. "Seasonal Affective Disorder." Psychiatry (Edgmont) 5, no. 5 (May 2008): 31–33: https://www.ncbi.nlm.nih.gov/pmc/articles/PMC2686645/.

Tompa, Rachel. "Tracing the Scent of Fear: Study Identifies Region of Brain Involved in Fear

Response." Hutch News Stories, Fred Hutchinson Cancer Research Center, March 21, 2016. https://www.fredhutch.org/en/news/center-news/2016/03/fear-response-brain-region-identified.html.

VanElzakker, Michael B. "Chronic Fatigue Syndrome from Vagus Nerve Infection: A Psychoneuroimmunological Hypothesis." Medical Hypotheses81, no. 3 (September 2013): 414–23. https://doi.org/10.1016/j.mehy.2013.05.034.

Waring, Rosemary H. "Report on Absorption of Magnesium Sulfate (Epsom Salts) Across the Skin." Epsom Salt Council, accessed October 7, 2019. https://www.epsomsaltcouncil.org/wp-content/uploads/2015/10/report_on_absorption_of_magnesium_sulfate.pdf.

Wierenga, Christina E., Amanda Bischoff-Grethe, A. James Melrose, Zoe Irvine, Laura Torres, Ursula F. Bailer, Alan Simmons, Julie L. Fudge, Samuel M. McClure, Alice V. Ely, and Walter H. Kaye. "Hunger Does Not Motivate Reward in Women Remitted from Anorexia Nervosa." Biological Psychiatry 77, no. 7 (April 1, 2015): 642–52.

https://doi.org/10.1016/j.biopsych.2014.09.024.

Wolfe, David. "This Essential Oil Stops Sugar Cravings and Helps You Lose Weight." DavidWolfe.com, accessed October 7, 2020. https://www.davidwolfe.com/essential-oils-stops-sugar-cravings-lose-weight/.

Woo, Chern Chiuh, Alan Prem Kumar, Gautam Sethi, and Kwong Huat Benny Tan. "Thymoquinone: Potential Cure for Inflammatory Disorders and Cancer." Biochemical Pharmacology 83, no. 4 (February 15, 2012): 443–51. https://doi.org/10.1016/j.bcp.2011.09.029.

Worwood, Valerie Ann. Aromatherapy for the Soul: Healing the Spirit with Fragrance and Essential Oils. Novato, CA: New World Library, 1999.

Zheng, Qun, Zi-Xian Chen, Meng-Bei Xu, Xiao-Li Zhou, Yue-Yue Huang, Guo-Qing Zheng, and Yan Wang. "Borneol, a Messenger Agent, Improves Central Nervous System Drug Delivery Through Enhancing Blood-Brain Barrier Permeability: A Preclinical Systematic Review and Meta-analysis." Drug Delivery 25, no. 1 (November 2018): 1617–33. https://doi.org/10.1080/10717544.2018.1486471.

精油索引 INDEX

精油的科學

升級大腦、修復身體，五步驟改善焦慮、睡眠與發炎

Essential Oils to Boost the Brain and Heal the Body

作　　者 | 喬迪．寇恩 Jodi Cohen
譯　　者 | 陳亦苓 Bready Chen
精油審校 | 禾苜

責任編輯 | 許芳菁 Carolyn Hsu
責任行銷 | 袁筱婷 Sirius Yuan
封面裝幀 | 謝佳穎 Jaing Xie
版面構成 | 譚思敏 Emma Tan
校　　對 | 黃蓴莙 Bess Huang

發 行 人 | 林隆奮 Frank Lin
社　　長 | 蘇國林 Green Su

總 編 輯 | 葉怡慧 Carol Yeh
主　　編 | 鄭世佳 Josephine Cheng
行銷主任 | 朱韻淑 Vina Ju
業務處長 | 吳宗庭 Tim Wu
業務專員 | 鍾依娟 Irina Chung
業務秘書 | 陳曉琪 Angel Chen
莊皓雯 Gia Chuang

發行公司 | 精誠資訊股份有限公司
悅知文化
地　　址 | 105台北市松山區復興北路99號12樓
專　　線 | (02) 2719-8811
傳　　真 | (02) 2719-7980
網　　址 | http://www.delightpress.com.tw
客服信箱 | cs@delightpress.com.tw
ISBN：978-626-7406-61-8
初版一刷 | 2022年10月
二版一刷 | 2024年05月
建議售價 | 新台幣450元

國家圖書館出版品預行編目資料

精油的科學／喬迪.寇恩(Jodi Cohen)著；陳亦苓譯. -- 二版.
-- 臺北市：悅知文化 精誠資訊股份有限公司, 2024.05
面；　公分
譯自：Essential oils to boost the brain and heal the body
ISBN 978-626-7406-61-8 (平裝)
1.CST: 芳香療法 2.CST: 香精油

418.995　　113004510

建議分類：生活風格、醫療保健